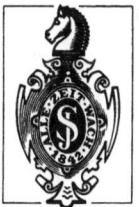

William H. M. Castro
Markus Schilgen

Kreuzschmerzen

Ursachen, Behandlung, Vorbeugung

Unter Mitarbeit von Hartmut Berwald

Springer-Verlag
Berlin Heidelberg New York
London Paris Tokyo
Hong Kong Barcelona
Budapest

Mit 45 Abbildungen, davon 4 in Farbe

ISBN-13:978-3-540-58669-2   e-ISBN-13:978-3-642-79390-5
DOI: 10.1007/978-3-642-79390-5

Dieses Werk ist urheberrechtlich geschützt. Die dadurch begründeten Rechte, insbesondere die der Übersetzung, des Nachdrucks, des Vortrags, der Entnahme von Abbildungen und Tabellen, der Funksendung, der Mikroverfilmung oder der Vervielfältigung auf anderen Wegen und der Speicherung in Datenverarbeitungsanlagen, bleiben, auch bei nur auszugsweiser Verwertung, vorbehalten. Eine Vervielfältigung dieses Werkes oder von Teilen diese Werkes ist auch im Einzelfall nur in den Grenzen der gesetzlichen Bestimmungen des Urheberrechtsgesetzes der Bundesrepublik Deutschland vom 9. September 1965 in der jeweils geltenden Fassung zulässig. Sie ist grundsätzlich vergütungspflichtig. Zuwiderhandlungen unterliegen den Strafbestimmungen des Urheberrechtsgesetzes.

© Springer-Verlag Berlin Heidelberg 1995

Redaktion: Ilse Wittig, Heidelberg
Umschlaggestaltung: Bayerl & Ost, Frankfurt
unter Verwendung einer Illustration von Celia Johnson,
c/o Margarethe Hubauer, Hamburg
Innengestaltung: Andreas Gösling, Bärbel Wehner, Heidelberg
Herstellung: Andreas Gösling, Heidelberg
Satz: Datenkonvertierung durch Springer-Verlag

67/3130 – 5 4 3 2 1 0 – Gedruckt auf säurefreiem Papier

Inhaltsverzeichnis

1 Einleitung 1
Was ist Schmerz? 1
Schmerzentstehung 3
Schmerzverarbeitung und Schmerzerleben 4
Schmerzverarbeitung und Verhalten 5
Akuter und chronischer Schmerz
unterscheiden sich! 7
Kreuzschmerzen 9
    Häufigkeit 9
    Zeitlicher Verlauf und Heilungschancen 10
    Risikofaktoren 12

2 Aufbau und Funktion der Wirbelsäule .. 17
Die Bandscheibe 22
Die Wirbelbogengelenke 26
Die Kreuzbein-Darmbein-Gelenke 27
Bänder und Muskeln 27

3 Wie machen sich Wirbelsäulenerkrankungen bemerkbar? 32
Wirbelsäulenerkrankungen,
die Kreuzschmerzen verursachen 34
    Funktionsstörungen von Muskulatur,
    Bändern oder Gelenken 34

Bandscheibenvorfall 34
Wirbelgleiten (Spondylolisthese) 38
Knöcherne Einengung des Wirbelkanals
(Spinalkanalstenose) 38
Entzündung/Geschwulst (Tumor) 40

4 Wie macht sich der Arzt ein Bild von Ihrer Erkrankung? 43
Das Gespräch (Anamnese) 44
Die körperliche Untersuchung 48
Die Blutuntersuchung 55
Die Röntgenuntersuchung 55
Die Computertomographie 61
Die Kernspintomographie 63
Die Knochenstoffwechseluntersuchung
(Szintigraphie) 66
Die Elektromyographie (EMG) 68
Die Bandscheibendarstellung (Diskographie) ... 69
Die Rückenmarkdarstellung (Myelographie) ... 72
Die optische Rückenoberflächenvermessung
(Video-Raster-Stereographie) 74
Diagnostische Infiltrationen 75
   Wichtige Infiltrationstechniken 77

5 Welche Möglichkeiten hat der Arzt, Ihre Krankheit zu behandeln? 81
Die konservative, nichtoperative Behandlung .. 84
   Allgemeines 84
   Behandlung im Team 85
   Krankengymnastik 86
   Manuelle Medizin 87
   Injektionsbehandlung 94
   Schonung, Bettruhe 95
   Wärme und Kälte 97
   Massage 98

Elektrotherapie 98
Die operative Behandlung 100
  Operationsverfahren
  beim Bandscheibenvorfall 100
  Die erfolglose Bandscheibenoperation
  (Postdiskotomiesyndrom) 106
  Die Wirbelbogengelenkverödung
  (Facettenkoagulation) 108
  Die Entlastungsoperation (Dekompression) 109
  Die Versteifungsoperation (Spondylodese) . . 110

6 Kreuzschmerz und Seele 115
Entstehung des Rückenschmerzes 115
Rückenschmerz aufgrund seelischer
Anspannung, Überforderung und Kränkungen 117
Auch chronische Rückenschmerzen
werden gelernt 121
Psychologische Behandlungsverfahren 123
  Psychotherapie und Psychoanalyse 124
  Körpertherapeutische Verfahren 125
  Verhaltenstherapeutische Behandlung
  chronischer Schmerzen 128
Gesellschaftliche Faktoren 131

7 Kreuzschmerz und Beruf 134

8 Kreuzschmerz und Sport 137
Sportarten mit den höchsten Verletzungsraten 139
Sportarten und ihre Auswirkungen
auf die Wirbelsäule 141
  Fußball 141
  Golf 141
  Handball 143
  Basketball und Volleyball 143
  Tennis 143

Ski Alpin 144
Skilanglauf 144
Joggen 144
Hockey 145
Radfahren 145
Reiten 145
Schwimmen 146
Turnen 146
Kraftsport 146

9 Vorbeugung 149
Rückenschule 150
   Übungsprogramm zur Muskelkräftigung
   und -dehnung 153

**10 Erklärung
medizinischer Fachausdrücke** 161

Weiterführende Literatur 168

Vorwort

Das vorliegende Buch soll dem betroffenen Patienten, seinen Angehörigen und allen am Thema Interessierten eine Einführung in das Problem »Rückenschmerz« bieten.

Entsprechend der Häufigkeit des Auftretens haben wir den Kreuz- bzw. Kreuzbeinschmerz in den Mittelpunkt gestellt.

Die meisten Aussagen gelten jedoch auch für Beschwerden in der Hals- und Brustwirbelsäule.

Welche Probleme sollen berücksichtigt werden?

1. Zunächst wollen wir uns mit dem Begriff »Schmerz« allgemein auseinandersetzen. Dabei werden wir unterschiedlichste Gesichter des Schmerzes kennenlernen.

2. Die persönliche Beratung durch Ihren Arzt ist unersetzlich. Aus eigener Erfahrung aus dem ärztlichen Alltag wissen wir jedoch, daß die Patienten die Zeit für das Gespräch mit ihrem Arzt oft als zu knapp empfinden. Viele Fragen tauchen immer erst dann auf, wenn man das Sprechzimmer gerade verlassen hat.

3. Häufig besteht Unsicherheit, welche Angaben über Art und Entstehung der Beschwerden für den Arzt beim ersten Gespräch besonders wichtig sind. Was sollte man über frühere oder weitere Erkrankungen, über berufliche, soziale und private Umstände erzählen?

4. Vor allem in der Klinik werden zahlreiche Apparate und Computer für die Diagnose eingesetzt. Computertomographie, Kernspintomographie, Myelographie, Diskographie oder Distensionstest sind Begriffe, die eher Angst erzeugen als Hoffnung auf eine baldige Diagnose und Heilung.

5. Alles psychisch? Welche Rolle spielt die Seele?

6. Warum manuelle Therapie, Krankengymnastik oder Rückenschule? Ist Spritze gleich Spritze? Was heißt Bandscheibenoperation? Sind Laserbehandlung, Bandscheibenabsaugung oder Bandscheibenspritze die wahren Wunderwaffen?

Diese Fragen und noch viele weitere Aspekte sollen diskutiert und beantwortet werden.

Wir danken Herrn Heiko Dahl, Frau Karin Gerhardt, Frau Kitty Hartmann, Herrn Dr. Klaus G. Klein, Herrn Dr. Gerd Müller und Herrn Dr. Gunnar Leivseth für Anregungen und kritische Durchsicht.

William H. M. Castro
Markus Schilgen

1 Einleitung

> »*Daß die Menschen so viel von Schmerzen und doch so wenig vom Schmerz wissen.*«
> Friedrich Hebbel (1813–1863)

Was ist Schmerz?

Das Wort Schmerz beinhaltet unterschiedlichste menschliche Erfahrungen, zum Teil auch außerhalb der Medizin. Egal, ob man über Schmerzen nach Verletzung, über einen Mückenstich, über krankheitsbedingte Leiden, über seelische Trauer oder über eine Verletzung des Rechtsgefühles spricht, immer gebraucht man das Wort Schmerz.

Oft ist es schwierig, die jeweilige Qualität des Schmerzes (z. B. ob bohrend, stechend oder ziehend) zu beschreiben. Im 18. Jahrhundert hatte die deutsche Sprache noch über 40 begriffliche Unterscheidungen parat, um dem Arzt Störungen der Befindlichkeit mitzuteilen.

Eine weitere Schwierigkeit im Umgang mit dem Schmerz kommt von der Bemühung, ihn immer nur von seiner Entstehung her beurteilen zu wollen. Er läßt sich allerdings nicht auf Verletzung oder Verschleiß reduzieren. Die Weiterleitung der Schadensmeldung über das

Nervensystem und die Schmerzverarbeitung im Gehirn treten hinzu. Das Schmerzgeschehen ist komplex und besteht aus der *Schmerzentstehung* (gewöhnlich eine Schädigung im Gewebe), der *Schmerzweiterleitung* (über das Rückenmark), der *Schmerzwahrnehmung* im Großhirn (Raum, Zeit, Ort und Unterscheidungsfähigkeit) und der *Schmerzverarbeitung* (emotional zu wertende Komponente).

Es wird also deutlich, daß der erlebte Schmerz mehr ist als nur die Wundempfindung. Man kann es auch so sagen: jeder Schmerz hat mindestens zwei Komponenten: die körperliche Empfindung und das begleitende Gefühl der Unruhe, der Angst, der Bewertung, der Bedrohung und der Irritation. Die genannten Faktoren zusammen machen aus einer nervösen Information den Schmerz. Schmerzerfahrungen sind an das Bewußtsein des Menschen gekoppelt, setzen sogar die Bewußtheit voraus. Der Patient in tiefer Narkose spürt das Skalpell des Chirurgen nicht, sein Schmerzsystem bleibt intakt, ist aber »ausgeschaltet«.

Zusammenfassend kann also festgehalten werden: Der Schmerz des Menschen läßt sich – im Gegensatz z. B. zur Körpertemperatur (Fieber) des Menschen – nicht messen. Er ist eine subjektive Erfahrung wie Geruch und Geschmack, ist privat, eine Bewußtseinserscheinung. Diese Erkenntnis hat eine bedeutende Konsequenz: jeder Schmerz ist an die Persönlichkeit des Menschen gebunden. Spricht man vom Schmerz, so spricht man von der körperlichen Störung und der Person, die dieser Störung ausgesetzt ist.

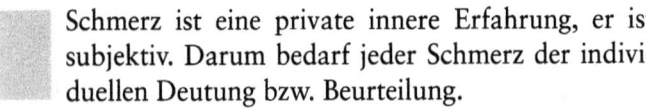

Schmerz ist eine private innere Erfahrung, er ist subjektiv. Darum bedarf jeder Schmerz der individuellen Deutung bzw. Beurteilung.

Schmerzentstehung

Schmerzen entstehen 1. durch Erregung von Schmerznerven, 2. durch Schädigung der Nerven selbst, 3. durch fehlerhafte Regulationsprozesse des Organismus und 4. aufgrund psychosomatischer Lernvorgänge. Auf die beiden letztgenannten Entstehungsmechanismen gehen wir in Kap. 6 ein, hier interessieren uns zunächst die ersten beiden Prozesse.

Viele Schmerzen entstehen dadurch, daß Schmerznerven in Erregung versetzt werden. Solche Schmerznerven dienen speziell der Schmerzleitung, sind also spezialisierte sensorische Nerven.

Schadensfühler (Nozizeptoren) sind Endaufzweigungen dieser sensorischen Nerven und liegen dicht unter der Haut, sie finden sich auch in den Eingeweiden und Gelenken. Sie werden erregt durch algogene (schmerzerregende) Stoffe, die bei Gewebsverletzung aus dem verletzten Gewebe austreten bzw. bei einer Verletzung gebildet werden und an die Schadensfühler gelangen.

Die nervösen Empfänger (Rezeptoren), die auf Schmerzreize spezialisiert sind, werden Schmerzrezeptoren, Schadensfühler oder Nozizeptoren genannt. In jedem Quadratzentimeter unserer Haut und auch in Gelenken, Bändern und Muskeln haben wir Hunderte solcher Nozizeptoren. Wenn der Mensch gesund ist, werden sie nicht tätig. Bei Verletzungen wird diese Erregung als elektrisch geleitete Nachricht an das Gehirn gesandt. Dort wird diese Erregung als Schmerz wahrgenommen. Dies geschieht in Sekundenbruchteilen.

Auf dem Weg zum Gehirn passiert der Signalstrom mehrere Schaltstellen. Die erste und vermutlich wichtigste befindet sich im Rückenmark. Erst wenn die von der Verletzung ausgehende Erregung diese Schaltstelle überwindet und die nervöse Erregung ins Gehirn vordringt, empfinden wir Schmerz. Diese Schaltstelle funktioniert wie eine Schleuse. Von zwei Faktoren hängt es ab, ob die Information von der Verletzung zum Gehirn vordringt. Zum einen entscheidet die *Stärke* der nervösen Erregung darüber, aber auch *hemmende Einflüsse*, die vom Gehirn abwärts den Zustrom kontrollieren, können den Schmerz modulieren und verändern.

Schmerzen entstehen durch Erregung spezialisierter Nervenendigungen, der Nozizeptoren. Die Weiterleitung dieser informierenden Nervenerregung heißt Nozizeption oder Schadensfühlung. Die Information der Schadensmitteilung wird dann zum Schmerz, wenn sie in das Bewußtsein des Menschen dringt. Die Nozizeption wird zuvor im Rückenmark durch hemmende Einflüsse verändert. Es gibt keinen »ungefilterten« Schmerz. Jeder Schmerz enthält Informationsanteile von der Funktionsstörung und vom Gehirn.

Schmerzverarbeitung und Schmerzerleben

Schmerzimpulse, die das Gehirn nicht erreicht haben, lösen keinen Schmerz aus. Die Schmerzempfindung selbst ist eine Leistung des Gehirns und entsteht auch erst dort. Sie bezieht im Gehirn bewertende und emotionale Erfahrungen mit ein; die so entstehende komplexe Reaktion nennen wir *Schmerzverarbeitung*. Im folgenden Beispiel wird deutlich, daß die Schmerzverarbeitung aus mehreren Faktoren besteht.

Wenn wir mit dem Fuß umknicken und einen kurzen heftigen Schmerz verspüren, so macht uns das allgemein Unlustgefühle. Das vegetative Nervensystem reagiert mit erhöhtem Puls und leichter Transpiration. Automatisch treten jetzt Ärger, Angst, Sorge und Furcht hinzu. Alle diese Gefühle sind Teil des Schmerzerlebens.

Jede Nozizeption, die das Hirn erreicht, wird als Schmerz wahrgenommen. Der Schmerz findet immer nur im Kopf statt, im Gehirn.

Was geschieht im Gehirn, wenn die nervösen Schmerzsignale eintreffen? Die eintreffenden elektrischen Impulse müssen im Rückenmark und im Gehirn Schaltstellen passieren, bevor sie ins Großhirn gelangen. Mehrere Hirnbereiche beeinflussen die aufsteigende Nozizeption, sie hemmen den Zustrom. Es kommt dadurch zu vielfältigen und individuell unterschiedlichen Wahrnehmungen und Gefühlen. Die Gesamtheit dieser Reaktionen erleben wir als Schmerz. Darauf reagieren wir als Mensch mit Emotionen, Gedanken und Einstellungen.

> Schmerz entsteht in beschädigten Körperstrukturen. Auf dem Weg zum Gehirn durchläuft die nervöse Information Schaltstellen, in denen der ursprüngliche Schmeizreiz verändert wird. Im Gehirn, wo der Schmerz erkannt bzw. gebildet wird, wird eine Reaktion auf den Reiz ausgelöst. Eine ursprünglich mechanisch-elektrische Information ist jetzt eine menschliche Erfahrung geworden.

Schmerzverarbeitung und Verhalten

Betrachten wir den vom Schmerz geplagten Körper, erkennen wir, daß zum Schmerz auch ein Verhalten gehört. Wenn jemand einen »Hexenschuß« hat, kann er sich erst nicht bewegen, seine Schmerzen sieht man auch in seinem gequälten Gesicht. Zum Schmerz gehört also auch der Ausdruck des Menschen, seine Haltung und sein

Verhalten gegenüber Mitmenschen: Wir schonen uns, vermeiden ungünstige Positionen oder zeigen auch deutlich unsere Schmerzen in der Gesichtsmimik.

Bei der Schmerzverarbeitung lassen sich fünf Einflüsse nachweisen

- Es kommt zu automatischen körperlichen Reaktionen, also zu motorisch gesteuerten Reflexen, Blutdruckanstieg und zur Ausschüttung von Streßhormonen. Die Reflexe werden übrigens vom Rückenmark und nicht vom Gehirn gesteuert. Sie bewirken, daß der Körper so schnell wie möglich die Schadstelle verläßt. Würde das Großhirn reagieren, vergingen wertvolle hundertstel Sekunden. Die Streßhormone tragen unterstützend dazu bei, die Schmerzintensität zu reduzieren.
- Durch den Einfluß des Gefühlzentrums im Gehirn empfinden wir den Weh-Charakter, das Quälende am Schmerz. Hier werden auch Emotionen wie Angst, Sorge und Trauer zusammen mit dem Schmerz verarbeitet. Die Intensität kann dadurch schlimmer werden. All die Gefühle zeigen sich auch in unserer Gesichtsmimik, der Schmerz grimassiert sich.
- Im Großhirn schließlich wird der Schmerzreiz bewußt wahrgenommen: wir wissen jetzt, wo und an welcher Stelle unser Körper verletzt ist, wir können den Schmerz lokalisieren.
- Jetzt entsteht auch die verstandesmäßige Bewertung des Schmerzes, d. h. wir schätzen ein, ob die Verletzung für uns bedrohlich (Beinbruch) ist, hingenommen (Alkoholkater) werden muß oder aber (der Mückenstich) ignoriert werden kann.
- Zu guter Letzt werden alle diese gefühlsmäßigen und bewertenden inneren Prozesse der Schmerzver-

arbeitung auch in einem Verhalten ausgedrückt: Wir meiden das sperrige Möbel, reiben die Stelle, an der wir uns gestoßen haben, oder wir betrachten aufmerksam Wunde und Blut der Stauchung oder Verletzung, legen ein Pflaster an oder nehmen ein Medikament.

Die Erkenntnis, daß sich jeder Schmerz nicht nur *im* Körper abspielt, sondern auch *am* Körper als *Verhalten* äußert, ist außerordentlich wichtig. Durch unseren Körperausdruck treten wir mit den Menschen unserer Umgebung in Kontakt, andere reagieren auf uns. Schmerzverhalten (z. B. eine Schonhaltung) kann gelernt werden, kann sich von den körperinneren Prozessen lösen und sich verselbständigen (vgl. Kap. 6).

Der Schmerz ist eine komplexe Reaktion. Reflexe, Gefühle, Einstellung und Bewertung treten zur Schadensmeldung der Nerven hinzu. Das daraus resultierende Schmerzerleben äußert sich auch in Ausdruck und Verhalten.

Akuter und chronischer Schmerz unterscheiden sich!

Es ist wichtig, akuten und chronischen Schmerz strikt zu unterscheiden. Der akute Schmerz wird in bildlicher Umschreibung auch als »bellender Wachhund der Gesundheit« bezeichnet, ihm wird eine Schutzfunktion für den Organismus zugeschrieben. Dem chronischen Schmerz spricht man einen biologischen Sinn ab, er ist eher eine »Geißel der Menschheit«, ein »Würgeengel«, wie dies andere Ärzte bezeichnet haben.

Naturgemäß ist der *akute Schmerz* von kurzer Dauer, er ist in der Regel gut zu lokalisieren, und es besteht ein Zusammenhang zu einem schädigenden Reiz, wie z. B. beim Hinfallen, bei einer Verbrennung oder auch beim Zahnen des Kindes. Er ist für den Arzt häufig ein Leitsymptom; als Symptom einer zugrundeliegenden Erkrankung kann er bei der Untersuchung eine diagnostische Hilfe sein.

Der *chronische Schmerz* ist demgegenüber langandauernd, er ist ständig da. Chronische Schmerzen sind meistens krankheitsbedingt bzw. die leidvolle Begleiterscheinung chronischer Erkrankungen, wie chronisch-rheumatische Gelenkentzündungen oder bei Haltungsstörungen. Schmerzen können sich aber auch vom akuten Geschehen lösen, können sich verselbständigen und bilden dann ein eigenes Krankheitsbild. In diesem Fall kann man nicht eine zugrundeliegende Ursache suchen, sondern man muß den Schmerz selbst als »Schmerzkrankheit« behandeln (vgl. Kap. 6). Er kann die Persönlichkeit des Menschen deformieren und sogar im schlimmsten Fall den Betroffenen zur Verzweiflung treiben.

> Der akute Schmerz ist Teil einer komplexen Schutz- und Hinweisfunktion zur Erhaltung des Lebens. Der chronische Schmerz ist kein langandauernder akuter Schmerz, er ist ein eigenständiges Krankheitsbild, bei dem sich der Schmerz verselbständigt hat.

Kreuzschmerzen

Häufigkeit

»Ich hab's im Kreuz, mein Kollege hat's an der Bandscheibe, mein Nachbar ist Frührentner wegen seines Rückens«.

Wirbelsäulenerkrankungen beherrschen die Krankheitsstatistiken aller modernen Industriestaaten, und es gibt wohl kaum jemanden, der nicht eigene Erfahrungen beisteuern kann. Begriffe wie Bandscheibe, Hexenschuß oder Ischias gehören zum alltäglichen Wortschatz. In Deutschland leidet jeder Dritte ständig unter Rückenschmerzen, nur etwa jeder fünfte Erwachsene bleibt davon verschont. Rückenschmerzen sind mittlerweile der häufigste Grund, zum Arzt zu gehen, und auch häufigste Ursache für stationäre Krankenhausbehandlung. In die orthopädische Arztpraxis kommt jeder zweite Patient wegen Rückenschmerzen, aber auch beim Hausarzt ist es noch jeder vierte.

Im Gegensatz zur Erkältung oder »Grippe« führen Erkrankungen des Bewegungsapparates häufig zu längerer Arbeitsunfähigkeit und verursachen pro Jahr 165 Millionen Arbeitsunfähigkeitstage. Das entspricht 442000 Arbeitsjahren. Dabei gehen der Volkswirtschaft allein durch den Produktionsausfall jährlich ca. 22 Milliarden DM verloren (1990/91; Abb. 1). In ungünstigen Fällen droht die »Frührente«: Die Hälfte aller vorzeitig gestellten Rentenanträge gehen auf das Konto verschleißbedingter Wirbelsäulenerkrankungen. Der gesamte volkswirtschaftliche Schaden, besonders aber die menschlichen und sozialen Probleme der Erkrankten, die sich hinter diesen nüchternen Zahlen verbergen, sind kaum abschätzbar.

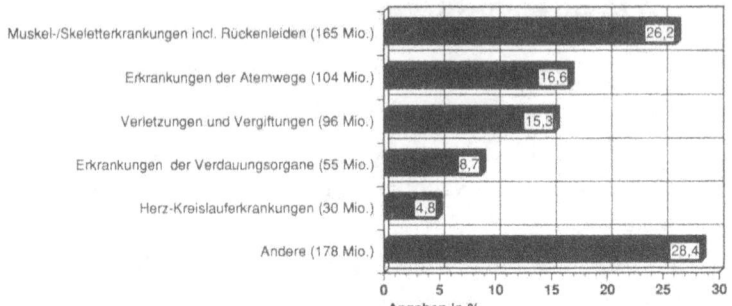

Abb. 1. Verteilung der Arbeitsunfähigkeitszeiten nach Krankheitsarten 1990/91. Aus: Amtliche Mitteilung der Bundesanstalt für Arbeitsschutz, Januar 1994.

Rückenschmerzen sind der häufigste Grund, zum Arzt zu gehen, und verursachen unter allen Erkrankungen insgesamt die höchsten Kosten.

Zeitlicher Verlauf und Heilungschancen

Wir unterscheiden im allgemeinen zwischen akuten (plötzlich, kurzdauernd) und chronischen (ständig, langandauernd) Krankheitsverläufen. Kommt es nach eingetretener Heilung einer Krankheit oder Rückbildung von Schmerzen zum erneuten gleichartigen Auftreten, spricht man in der Medizin von einem Rezidiv, bei häufigem Wiederauftreten vom chronisch-rezidivierenden Verlauf.

Wenn jemand erstmals unter Rückenschmerzen leidet, bestehen besonders während der ersten 3 Monate gute Chancen, daß sich die Beschwerden unter ärztlicher Behandlung, in bestimmten Fällen aber auch von allein, wieder zurückbilden. Die meisten unter den beschwerdefrei gewordenen Patienten müssen allerdings vor allem innerhalb des ersten Jahres, aber auch später mit immer

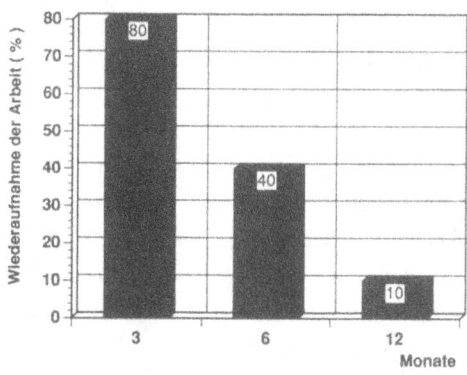

Abb. 2. Wahrscheinlichkeit der Wiederaufnahme der Tätigkeit bei Arbeitern mit Rückenschmerzen. Nach Nachemson, Münster 1993.

wieder auftretenden Schmerzen rechnen. Am häufigsten finden wir Patienten mit immer wieder auftretenden Schmerzen und zwischenzeitlichen schmerzfreien Abschnitten unterschiedlicher Länge. Der ständige, langandauernde Schmerz kommt zwar seltener vor, stellt aber in Hinsicht auf therapeutische, soziale und wirtschaftliche Probleme eine große Herausforderung dar.

Rückenschmerzen neigen zum immer wiederkehrenden Auftreten.

Die Beschwerdedauer ist deshalb von entscheidender Bedeutung, weil die Chance für Rückenschmerzpatienten, an ihren alten Arbeitsplatz zurückzukehren, mit zunehmender Krankheitsdauer immer geringer wird. Nach einjähriger Krankheitsdauer beträgt ihr Anteil gerade noch 10 % (Abb. 2).

Nach einjähriger ununterbrochener Krankheit kehrt nur jeder Zehnte an seinen Arbeitsplatz zurück.

Häufigkeit und Bedeutung von Wirbelsäulenbeschwerden haben dazu geführt, daß sich immer mehr Ärzte und auch andere medizinische Berufe mit diesem Problem beschäftigen. Aber auch Verantwortliche in Wirtschaft und Politik, die die Bedeutsamkeit dieser Erkrankungen erkennen, versuchen die Erstellung und Umsetzung von Konzepten zur Behandlung und Vorbeugung zu unterstützen.

Risikofaktoren

Alter

Häufig wird der »Verschleiß« als Ursache von Rückenbeschwerden vermutet. Daraus könnte man schließen, daß vorwiegend ältere Menschen betroffen sind und Jugendliche oder gar Kinder zunächst verschont bleiben.

Umfragen unter Kindern und Jugendlichen haben jedoch gezeigt, daß bereits ein Viertel aller 12- bis 16jährigen unter Rückenschmerzen leidet. Im zweiten Lebensdrittel stellen Rückenschmerzen dann die häufigste körperliche Beschwerde überhaupt dar.

Alte Menschen wiederum scheinen eher seltener betroffen zu sein als Menschen im mittleren Lebensalter. In allen Altersgruppen gehören jedoch Rückenschmerzen zu den häufigsten körperlichen Beschwerden (Abb. 3). Diese Altersverteilung läßt vermuten, daß man es sich zu einfach macht, wenn man Verschleiß (Degeneration) als Hauptursache anführt. Die Gefahr zu erkranken, ist besonders groß in der Lebensphase, die von beruflicher

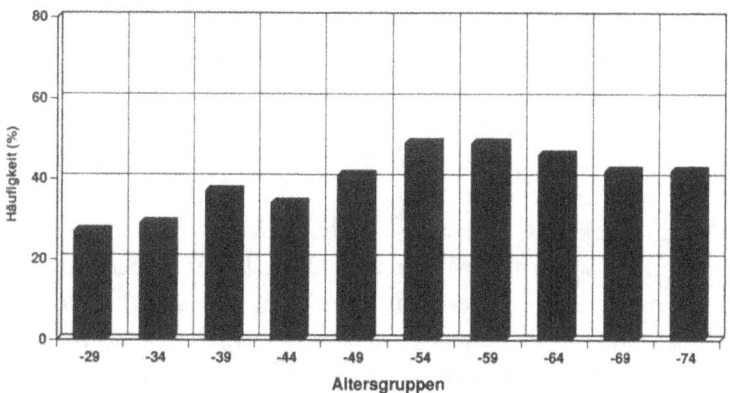

Abb. 3. Aktuelle Rückenschmerzen in Lübeck. Häufigkeit in 10 Altersgruppen (n = 3109). Aus: H. Raspe, T. Hohlmann (1993) Rückenschmerzen – eine Epidemie unserer Tage. Deutsches Ärzteblatt 90, Heft 44, 5. November 1993.

Entwicklung, Aufbau einer Familie und auch sportlicher Aktivität geprägt ist.

Auch der Bandscheibenvorfall tritt in dieser Lebenszeit häufiger auf als bei Kindern, Jugendlichen und älteren Menschen.

Bei alten Menschen ist die *Osteoporose*, der sogenannte Knochenschwund, häufig Auslöser für Rückenbeschwerden.

Wissenschaftliche Untersuchungen zeigen jedoch, daß in allen Altersgruppen Störungen von Muskeln, Bändern und Gelenken, aber auch seelische und soziale Faktoren am häufigsten als Risikofaktor für Rückenschmerzen verantwortlich sind.

Man ist in keinem Alter sicher vor Rückenschmerzen.

Arbeit

»Ich habe mich kaputtgearbeitet«, das ist ein häufiger Erklärungsversuch schwer arbeitender Patienten für ihre Rückenschmerzen.

Körperliche Belastungen in der Freizeit und am Arbeitsplatz wirken sich auf die Wirbelsäule ganz unterschiedlich aus: Einerseits leiden viele Leistungssportler und Schwerarbeiter unter immer wiederkehrenden Rückenschmerzen, andererseits aber auch viele sportlich völlig inaktive Menschen, die sich körperlich kaum belasten und überwiegend sitzende Tätigkeiten ausüben.

Also scheint sich eine sehr hohe Belastung gleichermaßen schädlich auszuwirken wie eine geringe Belastung oder körperliche Inaktivität.

Trotzdem muß man davon ausgehen, daß es einen gewissen Zusammenhang zwischen Wirbelsäulenbelastung und Kreuzschmerz gibt. Häufiges Heben und Tragen schwerer Gegenstände belasten die Wirbelsäule und führen zu Kreuzschmerzen. Auch Arbeiten in gebückter Haltung oder langes Beibehalten einzelner Körperhaltungen können schädlichen Einfluß haben (siehe Kap. 7).

 Sowohl schwere körperliche Arbeit als auch körperliche Inaktivität können zu Rückenschmerzen führen.

Rauchen

Aus wissenschaftlichen Untersuchungen ist bekannt, daß Rauchen ein Risikofaktor für das Auftreten von Kreuzschmerzen ist. Neben Zusammenhängen, die wir noch nicht in ihrer Gesamtheit kennen, scheint Zigarettenrauchen z. B. den Bandscheibenverschleiß und Knochenschwund (Osteoporose) zu fördern und damit die Häufigkeit von Kreuzschmerzen zu steigern.

Rauchen schädigt die Wirbelsäule.

Übergewicht

Bei der wissenschaftlichen Analyse einzelner Lebensgewohnheiten hinsichtlich ihrer Bedeutung als Risikofaktor für Kreuzschmerzen spielt neben dem Rauchen auch das Körpergewicht eine wichtige Rolle. Übergewicht geht mit erhöhter Kreuzschmerzhäufigkeit einher (Abb. 4). Dabei scheinen sowohl eine rein mechanische Überlastung der Wirbelsäule über das erhöhte Gewicht als auch andere häufig mit Übergewicht einhergehende Faktoren bei der Kreuzschmerzentstehung eine Rolle zu spielen. So können Über- oder Fehlernährung beispielsweise die Osteoporose verstärken, zu Harnsäureerhöhung oder Gicht führen oder andere Stoffwechselprozesse im Körper ungünstig beeinflussen.

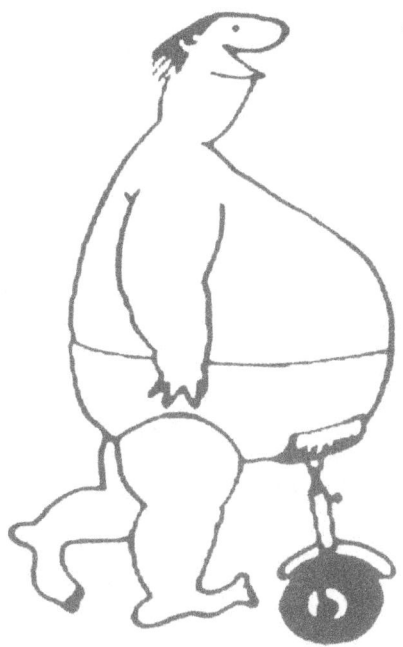

Abb. 4. Übergewicht schadet der Wirbelsäule.

Die allgemeine Lebensweise spielt beim Kreuzschmerz eine wichtige Rolle. Rauchen und Übergewicht wirken sich besonders ungünstig aus.

Seele

Seelische und soziale Faktoren können auf Häufigkeit und Verlauf von Kreuzschmerzen erheblichen Einfluß nehmen. Schmerzerleben und Schmerzverarbeitung werden durch Zufriedenheit am Arbeitsplatz, familiäre oder private Probleme, aber auch durch psychologische Eigenschaften beeinflußt. Je länger die Erkrankung andauert, um so ausgeprägter kommt dieser Zusammenhang zum Tragen. Im Einzelfall kann es schwierig sein, zu bestimmen, ob ein ungünstiger Krankheitsverlauf durch bestimmte psychologische oder soziale Umstände entscheidend beeinflußt wurde, oder ob erst die Krankheit diese Umstände verursacht hat.

Seelische und soziale Faktoren können auf Häufigkeit und Verlauf von Kreuzschmerzen erheblichen Einfluß nehmen.

2 Aufbau und Funktion der Wirbelsäule

Die Wirbelsäule hat hohe Ansprüche zu erfüllen. Sie muß auf der einen Seite höchstmögliche Stabilität, auf der anderen Seite hohe Beweglichkeit gewährleisten. Zusätzlich muß sie das empfindliche Rückenmark vor Verletzung schützen, um Querschnittlähmungen zu vermeiden. Um diesen gegensätzlichen Anforderungen zu genügen, ist ein Nebeneinander von stabilen und elastischen Bausteinen erforderlich. Den stabilen Anteil bilden Wirbelkörper, Wirbelbögen und Wirbelbogengelenke, zu den elastischen Anteilen zählen Bandscheiben und Bänder.

Allgemein unterteilt man die Wirbelsäule in Hals-, Brust- und Lendenwirbelsäule (Abb. 5). Diese Abschnitte bestehen wiederum aus 7 Hals- (Zervikal-), 12 Brust- (Thorakal-) und 5 Lenden- (Lumbal-)wirbeln. Im Klinikalltag spricht man auch von C4, Th8 oder L5, wenn man beispielsweise den 4. Hals-, 8. Brust- oder 5. Lendenwirbel meint.

Die obere Halswirbelsäule besteht aus dem ersten (Atlas) und zweiten (Axis) Halswirbelkörper (Abb. 6). Diese haben sich mit ihrer von den anderen Wirbeln stark abweichenden Form zu »Drehwirbeln« entwickelt. Zusammen mit dem darüberliegenden Hinterhaupt werden sie auch als Kopfgelenke bezeichnet.

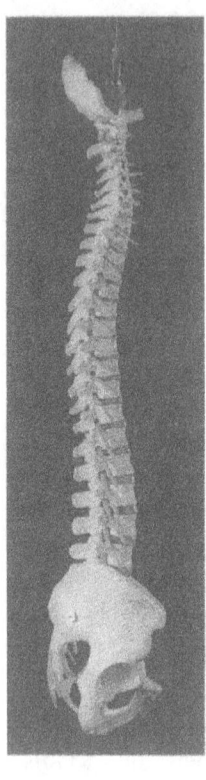

Abb. 5. Modell von Hals-, Brust- und Lendenwirbelsäule mit Beckenanteil. Die Schwingung der gesamten Wirbelsäule in doppelter »S-Form« ist gut zu erkennen.

Unterhalb der Lendenwirbelsäule schließen sich Kreuzbein (Sakrum) und Steißbein (Os coccygis) an. Die Zahl der Lendenwirbel kann variieren, wenn z. B. der fünfte mit dem Kreuzbein verschmilzt oder der obere Kreuzbeinanteil als freier Wirbel erscheint. In diesem Fall finden wir 4 bzw. 6 Lendenwirbel. Diese Veränderungen haben keinerlei Krankheitswert.

Von der Seite betrachtet hat die Wirbelsäule eine doppelte »S«-Form, die durch die Krümmung oder Schwingung der einzelnen Abschnitte bedingt ist. Hals- und Lendenwirbelsäule sind in der Regel nach vorn (Lordose), Brustwirbelsäule und Kreuzbein nach hinten (Ky-

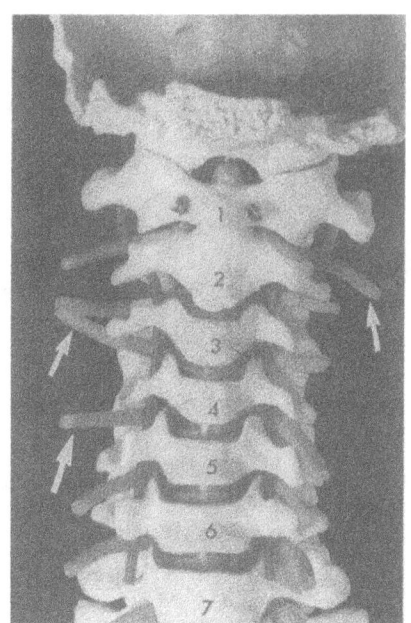

Abb. 6. Modell der Halswirbelsäule in der Ansicht von vorn mit darüberliegendem Schädelanteil und austretenden Nervenwurzeln (Pfeile). Die 7 Halswirbelkörper sind in der Reihenfolge von oben nach unten numeriert.

phose) geschwungen. Insgesamt unterliegt die Ausprägung der einzelnen Schwingungen großen individuellen Unterschieden. Eine steilgestellte Halswirbelsäule (d. h. mit verminderter Vorwärtsschwingung) oder das Hohlkreuz (verstärkte Vorwärtsschwingung der Lendenwirbelsäule) können sowohl Ausdruck einer krankhaften Veränderung als auch lediglich Zeichen eines individuellen Haltungstyps sein.

Der einzelne Wirbel besteht aus Körper, Bogen, 2 Querfortsätzen (Processus transversus) und einem Dornfortsatz (Processus spinosus) mit jeweils charakteristischer Form für den einzelnen Wirbelsäulenabschnitt (Abb. 7). Der erste Halswirbelkörper hat keinen Dornfortsatz. Zwischen den Wirbelkörpern liegen die Bandscheiben (Discus intervertebralis).

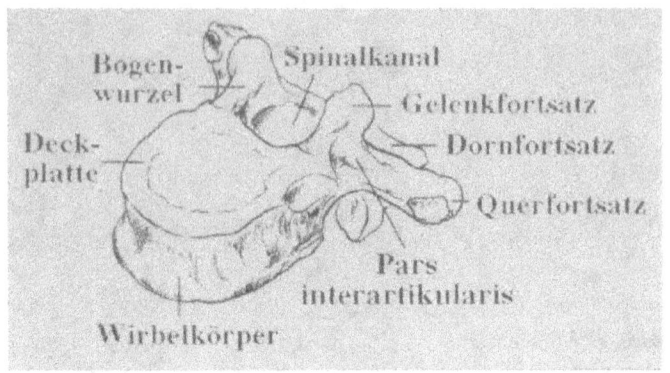

Abb. 7. Knöcherner Aufbau eines Wirbels.

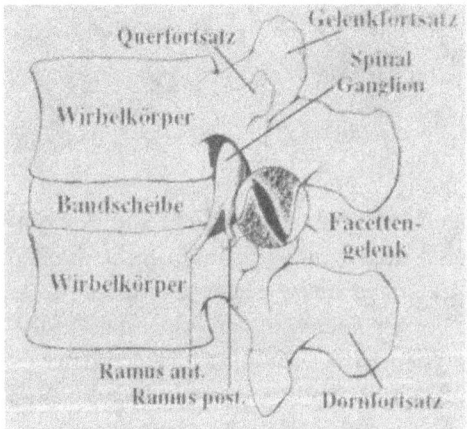

Abb. 8. Bewegungssegment bestehend aus zwei angrenzenden Wirbeln mit Bandscheibe, Wirbelbogen-(Facetten)gelenken.

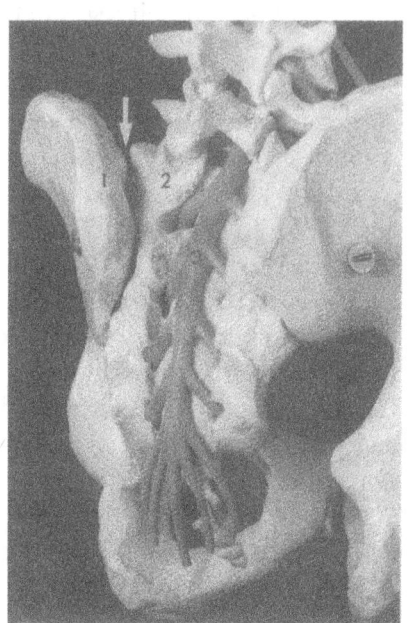

Abb. 9. Kreuzbein-Darmbein-Gelenk (Pfeil). *1* = Darmbein; *2* = Kreuzbein; *3* = Nervenwurzeln, die normalerweise von Knochen bedeckt sind.

In der Regel werden 2 Wirbel jeweils rechts und links über kleine Wirbelbogengelenke, die sog. Facettengelenke, miteinander verbunden (Abb. 8). Von Facettengelenk und Bandscheibenhinterkante wird an jeder Seite ein Zwischenwirbelloch (Foramen intervertebrale) gebildet. Die Zwischenwirbellöcher bilden die Austrittsstelle der Rückenmarknerven. Das Rückenmark selbst verläuft zum Schutz vor Verletzung im knöchernen Wirbelkanal (Rückenmarkkanal oder Spinalkanal), der von den Wirbelbögen gebildet wird (Abb. 7 und 8).

Zwei angrenzende Wirbel mit dazwischenliegender Bandscheibe, Facettengelenke, Bandapparat und Muskeln werden als Bewegungssegment gekennzeichnet (Abb. 8).

In der Medizin wird dann z. B. das von 4. und 5. Lendenwirbelkörper gebildete Segment bzw. die dazugehörige Bandscheibe mit Segment bzw. Bandscheibe L4/L5 gekennzeichnet.

Die aus dem Zwischenwirbelloch links und rechts austretenden Nervenwurzeln werden nach dem Austrittssegment benannt: So treten durch die Zwischenwirbellöcher des Segmentes L4/L5 die beiden Nervenwurzeln L4 aus, die beiden Wurzeln L5 durch die Zwischenwirbellöcher L5/S1 usw.

Das Kreuzbein wird mit den Beckenschaufeln jeweils rechts und links über das Kreuzbein-Darmbein-Gelenk (Iliosakralgelenk) verbunden. Form und Größe der Gelenkflächen unterliegen individuellen Schwankungen und weisen eine Vielzahl von Vertiefungen und Erhebungen auf (Abb. 9).

> Der Aufbau der Wirbelsäule muß unterschiedlichste Anforderungen hinsichtlich Stabilität, Beweglichkeit und zum Schutz des Rückenmarkes vor Verletzung erfüllen.

Die Bandscheibe

Die Bandscheibe ist aus einem äußeren Bandscheibenring (Anulus fibrosus) und dem inneren Gallertkern (Nucleus pulposus) aufgebaut (Abb. 10). Der innere Gallertkern besitzt eine hohe Wasserbindungsfähigkeit, weshalb die Bandscheibe auch mit einem Wasserkissen verglichen wird.

Die Bandscheiben nehmen den von außen auf das Wirbelsäulensegment einwirkenden Druck auf und sorgen für seine gleichmäßige Verteilung. Ihre knorplige Struktur erlaubt Bewegungen zwischen den knöchernen Wirbelkörpern. Der Druck in der gesunden Bandscheibe

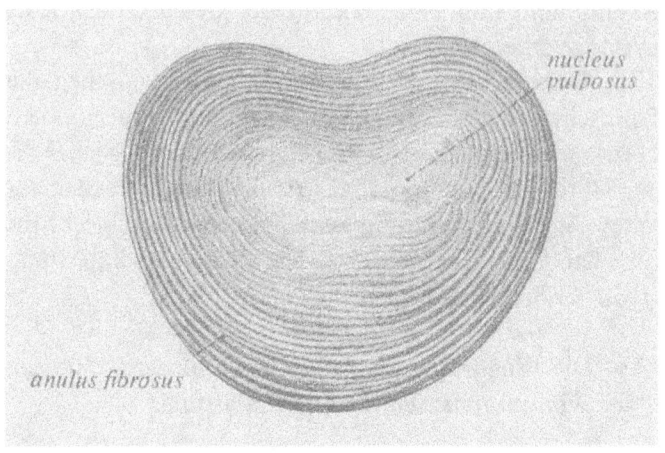

Abb. 10. Aufbau der Bandscheibe. Nucleus pulposus = Gallertkern; Anulus fibrosus = äußerer Bandscheibenring.

begrenzt ähnlich wie bei einem aufgepumpten Fahrradreifen ihre Vorwölbung nach vorn und hinten.

Die Organe und das Gewebe werden üblicherweise über Blutgefäße mit Sauerstoff und Nährstoffen versorgt, und Stoffwechselabfallprodukte werden hierüber abtransportiert. In den Bandscheiben sind keine Blutgefäße. Die Aufnahme von Nährstoffen und Abgabe von Abfallprodukten geschieht nur über einen ständigen Wechsel von Be- und Entlastung, mit einer »hydraulischen Presse« vergleichbar. Jede Belastung der Wirbelsäule führt also zur Abgabe von Flüssigkeit und Stoffwechselabfallprodukten aus der Bandscheibe, jede Entlastung zur Aufnahme von Flüssigkeit und Nährstoffen aus den angrenzenden Wirbelkörpern.

Da der übliche Tagesablauf mehr Belastungs- als Entlastungsphasen für die Wirbelsäule mit sich bringt, kommt es im Tagesverlauf zum zunehmenden Flüssigkeitsverlust der Bandscheiben. Man kann dies an der zum

Abend hin oft um einige Zentimeter abnehmenden Körperlänge erkennen.

Während der nächtlichen Ruhephase können die Bandscheiben dann wieder Flüssigkeit aufnehmen und an Höhe gewinnen. Hieraus läßt sich unschwer die gefährliche Wirkung von Inaktivität oder Haltungskonstanz ableiten. Ständige Belastung ist dabei genauso schlecht für die Bandscheibenernährung wie ständige Entlastung (z. B. bei Bettlägerigkeit).

> Die Ernährung der Bandscheibe fordert ständigen Wechsel zwischen Be- und Entlastung.

Das Bandscheibengewebe läßt schon in der Jugend Alterungserscheinungen erkennen. Der im Säuglings- und Kindesalter sehr wasserreiche, gallertige Bandscheibenkern trocknet im Laufe der Jahre immer mehr aus. Der Gallertkern wird fester, verliert damit seine Pufferfunktion und weist zunehmend Risse auf. Gleichzeitig kommt es dabei zur Abnahme der Bandscheibenhöhe. Da auch im äußeren Bandscheibenring Risse auftreten, wächst die Gefahr der Verlagerung von Gallertkerngewebe. Bei Druck auf die vorderen Bandscheibenanteile wird Gewebe nach hinten gedrückt und umgekehrt. Das ist die Ursache für den sogenannten *Bandscheibenvorfall*. Krankheitswert kommt diesem Geschehen aber erst dann zu, wenn Bandscheibengewebe sich nach hinten in Richtung Rückenmarkkanal verlagert und unter Umständen zur Irritation der besonders empfindlichen Nerven- und Bandstrukturen führt.

Mit der Alterung der Bandscheibe ist eine Lockerung im Bewegungssegment verbunden, die bis zur Verschiebung bzw. Gleiten der Segmente gehen kann. Da auch die Bandscheibenhöhe abnimmt, werden die Wirbelbogengelenke verstärkt belastet. Der dadurch eintre-

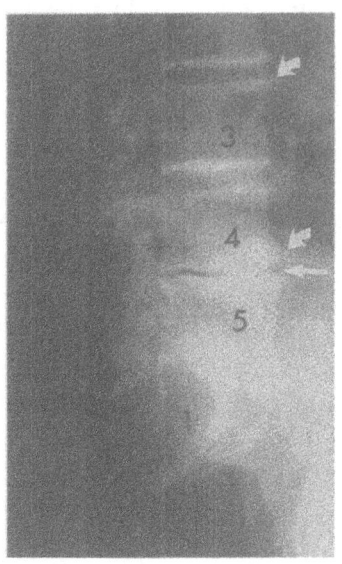

Abb. 11. Typische Zeichen des Lendenwirbelsäulenverschleißes im seitlichen Röntgenbild. 2, 3, 4, 5 kennzeichnen die entsprechenden Lendenwirbelkörper.
1 = Kreuzbein. Gebogene Pfeile: zackenförmiger Knochenanbau (Osteophyten). Gerader Pfeil: Bandscheibenverschmälerung (vgl. Höhe des Bandscheibenraumes zwischen 2. und 3. Lendenwirbelkörper mit der Höhe zwischen 4. und 5. Lendenwirbelkörper).

tende Verschleiß der Wirbelbogengelenke wird auch als Facettenarthrose oder Spondylarthrose bezeichnet.

Um der Lockerung entgegenzuwirken, wird im Bereich des Wirbelkörpers Knochengewebe (Osteophyten) angebaut (Spondylose) (Abb. 11). Auch im Bereich der Wirbelgelenke kann Knochengewebe angebaut werden, was in einigen Fällen zur Einengung des Spinalkanales *(Spinalkanalstenose)* oder der Zwischenwirbellöcher (Rezessusstenose oder *Lateralstenose)* führen kann. Diese knöchernen Verschleißprozesse können eine Irritation von Rückenmarknerven oder des Rückenmarks verursachen.

Aufgrund der knöchernen Anbauten wird das ursprünglich gelockerte Segment zunehmend weniger beweglich, und die Beschwerden lassen nach. Man spricht in diesen Fällen auch von »wohltätiger Versteifung«.

Die Alterung der Bandscheibe ist zwangsläufig wie Alterserscheinungen der Haut oder graue Haare. Es handelt sich also nicht primär um ein krankhaftes Geschehen. Auch graue Haare oder Falten im Gesicht werden zwar oft mit Wehmut oder Argwohn betrachtet, in der Regel werden sie jedoch nicht als krankhaftes Geschehen, sondern als Zeichen des Älterwerdens angesehen oder sogar akzeptiert.

Der Alterung des Bandscheibengewebes kommt erst dann eine krankhafte Bedeutung zu, wenn ihre Folgen zu Schmerzen oder behindernder Funktionseinschränkung führen. Das individuelle Ausmaß von Alterung oder Verschleiß wird von erblichen und konstitutionellen Faktoren erheblich mitbestimmt.

> Die Alterung der Bandscheibe ist zwangsläufig, vergleichbar mit zunehmender Faltenbildung der Haut oder grauen Haaren. Bandscheibenalterung ist nicht primär krankhaft.

Die Wirbelbogengelenke

Die Wirbelsäule kann als eine Gliederkette betrachtet werden, die sich in allen 3 Ebenen des Raumes, d. h. in 6 Richtungen, bewegen kann.

Das Bewegungsvermögen wird im jeweiligen Bewegungssegment durch Form und Anordnung der Wirbelbogengelenke, der Dornfortsätze, aber auch wesentlich durch Bandscheibe, Muskulatur und Bänder bestimmt. Der beweglichste Abschnitt ist die Halswirbelsäule, die Brustwirbelsäule ist am unbeweglichsten. Dabei unterliegen die beweglichsten Abschnitte den Verschleißvorgängen am stärksten, speziell betroffen sind die unteren Hals- und Lendenwirbelsäulensegmente.

Form und Anordnung der Facettengelenke prägen wesentlich die Beweglichkeit der einzelnen Wirbelsäulenabschnitte.

Die Kreuzbein-Darmbein-Gelenke

Die Kreuzbein-Darmbein-Gelenke (Iliosakralgelenke oder ISG) verbinden die Wirbelsäule mit dem Becken. Wegen ihrer kräftigen Gelenkbänder erlauben sie nur geringe Bewegungen (siehe Abb. 9 u. 12). Die straffe Gelenkführung dient der Stabilisierung des gesamten Beckenringes, was die Voraussetzung für eine störungsfreie Übertragung der Rumpflast auf die Beine beim Gehen ist.

Bei der Geburt sorgen die Gelenke über eine Kippung des Kreuzbeins für eine Erweiterung des Beckeneingangs.

Die vielen Vertiefungen und Erhebungen der Gelenkflächen führen zu einer erhöhten Störanfälligkeit im Bewegungsablauf. Störungen des Kreuzbein-Darmbein-Gelenkes führen zu vielfältigen Beschwerden und müssen bei der Analyse von Kreuzschmerzen immer mit in Betracht gezogen werden.

Der spezielle Aufbau der Kreuzbein-Darmbein-Gelenke kann zu Störungen führen, die sich als Kreuz/Beinschmerzen äußern.

Bänder und Muskeln

Die Wirbelsäule ist mit einem mächtigen Bandapparat, bestehend aus langen und kurzen Bändern, die an Knochen und Weichteilen ansetzen, ausgestattet. Sie dienen der Stabilisierung der einzelnen Segmente untereinander, aber auch der festen Verbindung der Wirbelsäule

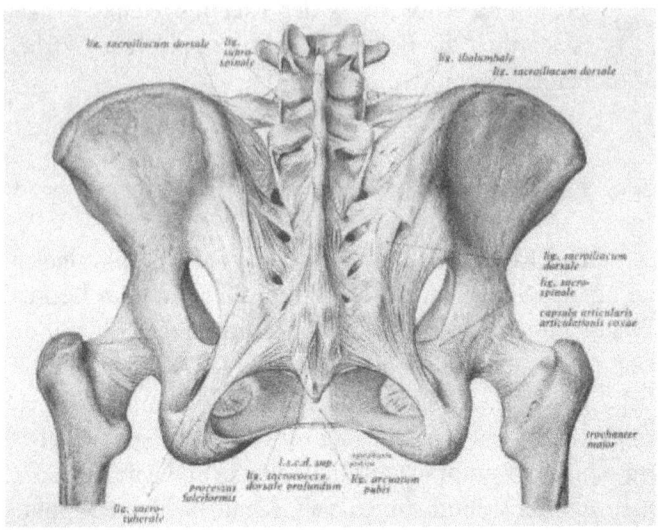

Abb. 12. Ansicht von Becken, unterer Lendenwirbelsäule und Hüftgelenken von hinten. Dargestellt sind die wichtigsten Anteile des Bandapparates (Lig. = Band).

mit Schädel und Becken (Abb. 12). Überlastung oder Verletzung der Bänder besonders im Bereich ihrer Ansatzstellen können zu hartnäckigen Beschwerden führen.

Zentrale Bedeutung für die Funktion der Wirbelsäule, als Ursache für Beschwerden, aber besonders auch für die Rehabilitation der erkrankten Wirbelsäule und die Prävention hat die Muskulatur (Abb. 13).

Im Gegensatz zu Knochen und Gelenken, zu Bändern und Bandscheiben läßt sich die Muskeltätigkeit willkürlich beeinflussen, und die Muskelfunktion kann durch Training bzw. Rehabilitation gezielt verbessert werden. Optimale Kraft und Länge der Muskulatur sorgen für ungestörte Funktion und Schutz vor Verletzung. Eine Beeinflussung der Muskelfunktion durch operative Eingriffe ist in der Regel nicht möglich.

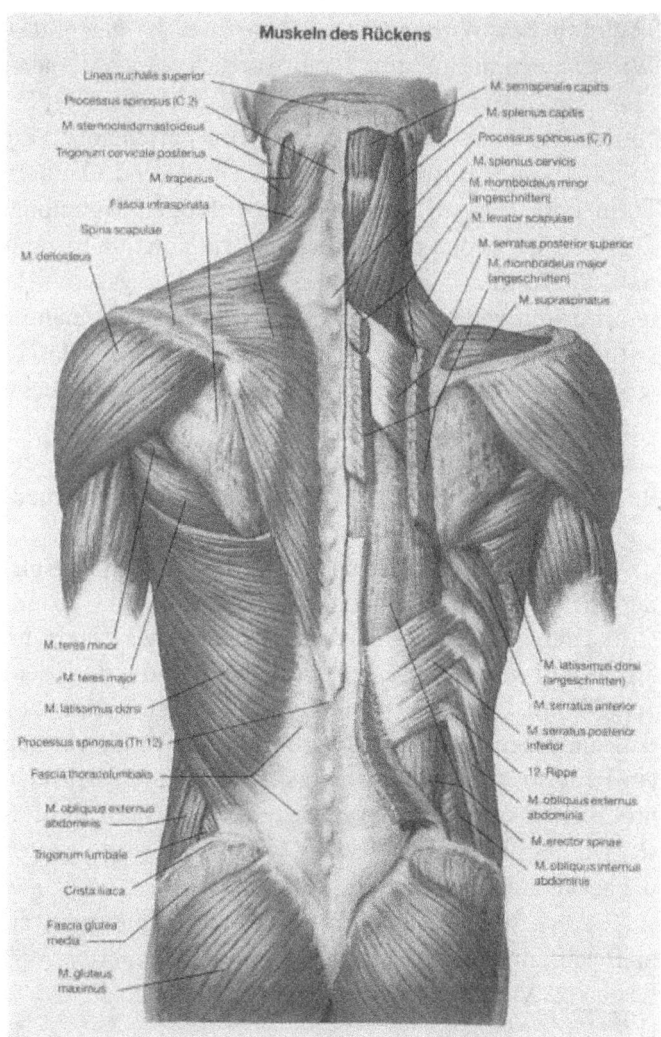

Abb. 13. Unterschiedliche Schichten der Rückenmuskulatur in der Ansicht von hinten.

Für die Leistungsfähigkeit und beschwerdefreie Funktion der Wirbelsäule ist nicht nur die eigentliche Wirbelsäulenmuskulatur verantwortlich. Auch Bauch-, Hüft- und Beinmuskeln sind wesentlich beteiligt. So beeinflussen Bauch- und Hüftmuskulatur entscheidend die Kippung und Aufrichtung des Beckens und dadurch Form und Ausmaß der Lendenwirbelsäulenkrümmung. Die kräftige, neben der Wirbelsäule verlaufende Rumpfmuskulatur diente im Verlauf der Entwicklungsgeschichte bei primitiveren Lebewesen zunächst durch Erzeugung seitlicher Rumpfverbiegungen, vergleichbar der Fischschwanzbewegung, der Fortbewegung im Wasser. Beim Menschen und höher entwickelten Lebewesen dient sie sowohl der Stabilisierung der Wirbelsäule als auch der Bewegungsfähigkeit, also vornehmlich der Rumpfbeugung und -streckung.

Eindrucksvolles Beispiel für das Zusammenspiel der die Wirbelsäule umgebenden Muskel- und Bandstrukturen ist die einzigartige Fähigkeit des Menschen, im Stehen auf nur zwei Beinen balancieren und sich gleichzeitig kontrolliert weit nach vorn beugen zu können, so daß die Finger den Boden berühren. Als Vergleich mag ein Baukran dienen, dessen Ausleger die durch Muskeln und Bänder stabilisierte vorgebeugte Wirbelsäule ist, dessen Drehpunkt die Hüftgelenke bilden und dessen Motor die beckenaufrichtende Muskulatur ist.

Auch die Schulter-Arm-Muskulatur muß gut trainiert sein, um eine rückenfreundliche Positionierung von Lasten im Verhältnis zum Rumpf zu ermöglichen.

> Die Muskulatur spielt eine zentrale Rolle für die Funktion der Wirbelsäule und als Ursache für Beschwerden. Ihre Trainierbarkeit hat entscheidende Bedeutung bei Rehabilitation und Prävention.

Insgesamt ist die Wirbelsäule eine komplizierte, sehr sensible und vielfältig verschaltete Kette, die empfindlich auf jede Störung oder Zerstörung reagiert. Jedes Kettenglied greift ineinander, dabei kann die Störung eines Gliedes gleichsam auf andere Glieder und schließlich auf die gesamte Kette übergreifen.

Auf dem Weg von einer gestörten oder zerstörten Struktur zu einer Schmerzempfindung oder störenden Funktionseinschränkung spielen zahlreiche innere und äußere Faktoren eine Rolle, die manchmal nur schwierig aufzuschlüsseln sind. Hier ist auch die Ursache für die große Bedeutung emotionaler, seelischer und sozialer Faktoren zu suchen (vgl. Kap. 6).

3 Wie machen sich Wirbelsäulenerkrankungen bemerkbar?

Das wichtigste Signal, das auf eine Erkrankung der Wirbelsäule aufmerksam macht, ist der Schmerz.

In der Regel erwarten wir, daß dort, wo der Schmerz empfunden wird, auch seine Ursache zu suchen ist. Das würde bedeuten, daß wir bei Wirbelsäulenerkrankungen immer mit Rücken- oder Kreuzschmerzen rechnen müßten. In Wahrheit sind die Zusammenhänge komplizierter.

Je nachdem, welche Strukturen an der Lendenwirbelsäule betroffen sind, können Kreuzschmerzen unterschiedlichster Qualität auftreten. Dabei können sie z. B. in Brust- und Halswirbelsäule, aber auch in Leiste, Becken oder Bein ausstrahlen. Obwohl der Rücken erkrankt ist, können Rückenschmerzen sogar völlig fehlen.

So können beim Bandscheibenvorfall mit Irritation eines aus dem Rückenmark austretenden Nerven ausschließlich Beinschmerzen vorhanden sein. Auch bei Funktions- oder Bewegungsstörung der Wirbelgelenke, des Kreuzbein-Darmbein-Gelenkes oder von Muskeln und Bändern können Schmerzen überwiegend fernab des Rückens in Gesäß oder Bein auftreten.

Gleiches kennen wir auch von anderen Krankheiten: Der Herzinfarkt muß nicht unbedingt Brustkorbschmerzen verursachen, er kann ebenso Bauch-, Arm- oder Schulterschmerzen auslösen. Eine Krankheit der Gallenblase kann sich in Schulter- oder Rückenschmerzen äußern und muß nicht unbedingt mit Bauchschmerzen einhergehen.

Beim örtlichen Kreuzschmerz sprechen wir allgemein von einer *Lumbalgie*, der Beinschmerz wird auch als *Ischialgie*, gleichzeitige Rücken- und Beinschmerzen als *Lumboischialgie* bezeichnet.

Kann man Beinschmerzen entsprechend ihrer Ausbreitung der Irritation einer bestimmten Nervenwurzel zuordnen, sprechen wir auch von *radikulären* Schmerzen (lat.: Radix = die Wurzel) oder einem radikulären Schmerzsyndrom. Daneben werden auch die Begriffe *pseudoradikulärer* Schmerz oder pseudoradikuläres Schmerzsyndrom verwendet. Gemeint ist ein z. B. in Gesäß, Leiste oder Bein ausstrahlender Schmerz, der sich keiner Nervenwurzelirritation zuordnen läßt, sondern häufig von einer Störung der Kreuzbein-Darmbein-Gelenke oder eines Wirbelgelenkes verursacht wird. In den meisten Fällen strahlt der Schmerz bis in das Kniegelenk aus und nur selten darüber hinaus. Die Vorsilbe »pseudo« wird verwendet, weil trotz Schmerzausstrahlung keine Wurzelirritation vorliegt. Auf keinen Fall ist gemeint, daß vom Patienten ein Wurzelschmerz vorgetäuscht, also simuliert wird.

Wirbelsäulenerkrankungen, die Kreuzschmerzen verursachen

Funktionsstörungen von Muskulatur, Bändern oder Gelenken

Am häufigsten werden Kreuzschmerzen durch eine Funktionsstörung von Muskulatur, Bändern und Gelenken verursacht. Schmerzen treten dann oft nur bei bestimmten Körperhaltungen und Tätigkeiten auf (Tabelle 1) oder werden dadurch gelindert oder schlimmer. Art und Dauer bestimmter Belastungen spielen dabei eine große Rolle. Sportler beispielsweise beklagen häufig Beschwerden, die erst bei oder nach intensiver Trainings- oder Wettkampfbelastung auftreten, während sie in Phasen geringerer Belastung beschwerdefrei sind.

Die Schmerzen können lokal aber auch überwiegend fernab des Rückens in Gesäß oder Bein auftreten.

Bandscheibenvorfall

Die Entstehung eines Bandscheibenvorfalls wurde bereits in Kap. 2 beschrieben. Das Bandscheibengewebe kann sich theoretisch in jede Richtung verlagern oder mit anderen Worten »vorfallen«. In der Regel ist der Bandscheibenvorfall nur dann von Bedeutung, wenn sich das

Tabelle 1. Typische, schmerzprovozierende Faktoren beim Kreuzbeinschmerz

Liegen	körperliche Arbeit	Hohlkreuz	Vorbeugen	Husten
Sitzen	sportliche Aktivität	Rundrücken	Rückbeugen	Niesen
Stehen	Ruhe		Seitneigung	Pressen
Gehen	Dauerschmerz			

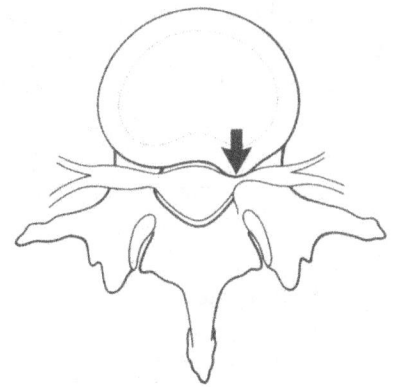

Abb. 14. Schematische Darstellung eines Bandscheibenvorfalles mit Verlagerung von Bandscheibengewebe nach hinten und Beeinträchtigung der in diesem Bereich austretenden Nervenwurzel (Pfeil).

Bandscheibengewebe nach hinten zum Wirbelkanal hin verlagert, weil hier austretende Rückenmarknerven irritiert werden können (Abb. 14). Wichtig ist, daß auch ausgedehnte Bandscheibenvorfälle ohne Beschwerden einhergehen können.

Je nachdem, welche Nervenwurzel irritiert oder geschädigt wird, entstehen entsprechend dem jeweiligen Versorgungsgebiet der Nervenwurzel typische Beschwerden. Dabei kann es sich ausschließlich um Schmerzen im Bein- oder Beckenbereich handeln. Es können aber auch Lähmungen und Gefühls- oder Schmerzwahrnehmungsstörungen im Versorgungsgebiet der Nervenwurzel hinzukommen.

Oft werden diese Gefühls- oder Schmerzwahrnehmungsstörungen gar nicht wahrgenommen. Sie fallen erst auf, wenn man zufällig die betroffenen Gebiete am Bein oder im Beckenbereich berührt, oder wenn der Arzt gezielt danach sucht. Auch die Muskulatur kann von der Nervenschädigung betroffen sein. Oft kommt es nicht oder nicht sofort zur vollständigen Lähmung. Abschwächungen der Muskelkraft fallen häufig erst dann auf, wenn die betroffenen Muskeln besonders beansprucht werden.

Bei Lendenwirbelsäulenerkrankungen sind am häufigsten die Nervenwurzeln betroffen, die beim Heben der Großzehe, beim Fußsenken und Kniestrecken beteiligt sind. Die Muskelschwäche fällt möglicherweise erst dann auf, wenn man versucht, auf den Zehenspitzen oder Fersen zu gehen, oder wenn man das Knie gegen Widerstand strecken will.

Fallbeispiel

Die 38jährige Krankenschwester Magdalene L. beklagt seit 3 Tagen sehr heftige Kreuz- und Beinschmerzen. Die Schmerzen strahlen über Ober- und Unterschenkel ins linke Bein bis in den Fußaußenrand aus begleitet von einem Kribbelgefühl. Der Schmerz ist plötzlich, ohne erkennbare äußere Ursache entstanden und wird im Sitzen am stärksten empfunden. Auch Pressen beim Stuhlgang sowie Husten führen zur Schmerzverstärkung im Kreuz und im Bein. Der Schmerz wird so heftig, daß Frau L. nur noch hinkend und zur Seite geneigt laufen kann. Eine wesentliche Linderung der Beschwerden tritt eigentlich nur in Ruhe, besonders im Liegen mit abgewinkelten Hüft- und Kniegelenken (Stufenbettlagerung) auf.

Die Patientin hat darüber hinaus zufällig bemerkt, daß sie durch eine Schwäche der Muskulatur auf der linken Seite nicht auf den Zehenspitzen stehen kann.

Die körperliche Untersuchung zeigt typische Anzeichen für die Irritation eines im Bereich der Lendenwirbelsäule austretenden Rückenmarknervs mit Gefühlsstörung und Muskelschwäche im linken Bein. Die Rückenmuskulatur ist hart und schmerzhaft. Wasserlassen und Stuhlgang sind ungestört.

Vorgeschichte und körperliche Untersuchung weisen auf einen Bandscheibenvorfall im Bereich der unteren Lendenwirbelsäule hin.

Das Röntgenbild zeigt keinerlei Besonderheiten, auch die Blutuntersuchung ist unauffällig. Die Kernspintomographie zeigt dann jedoch einen großen Bandscheibenvorfall der Lendenwirbelsäule mit Kompression eines Rückenmarknervs.

Die technisch aufwendige Kernspintomographie hat in diesem Fall zwar die Diagnose bestätigt, letztendlich konnten die entscheidenden Krankheitszeichen allein durch Anamnese und körperliche Untersuchung gefunden werden. Aufgrund der heftigen Schmerzen mit Muskelschwäche ist im vorliegenden Fall sowohl eine operative als auch konservative Behandlung vertretbar. Beide Therapieansätze werden ausführlich mit der Patientin besprochen. Dabei wird zum einen die häufige Besserung durch nichtoperative Verfahren den möglichen operationsbedingten Komplikationen gegenübergestellt. Die Patientin entschließt sich für einen konservativen Therapieversuch.

Es wird Bettruhe in Stufenlagerung verordnet. Frau L. bekommt schmerz- und entzündungshemmende sowie muskelentspannende Medikamente. Blockaden im Bereich der betroffenen Nervenwurzel und epidurale Injektionen dienen zusätzlich der Schmerzlinderung. Die Therapie wird durch vorsichtige Krankengymnastik ergänzt. Nach 3 Tagen kommt es allmählich zur Linderung der Schmerzen. Der Arzt kontrolliert engmaschig die Nervenfunktion und stellt eine langsame Rückbildung von Muskelschwäche und Gefühlsstörung im linken Bein fest. Nach ungefähr 6 Wochen beklagt Frau L. nur noch leichte Kreuzschmerzen. Vom Arzt festgestellte diskrete Gefühlsstörungen werden von ihr kaum noch bemerkt. Es wird ein intensives Krankengymnastik- bzw. Rehabilitationsprogramm erarbeitet, das ein berufsspezifisches Haltungs- und Verhaltenstraining einbezieht, um wieder volle Belastungs- und Arbeitsfähigkeit der Patientin zu erreichen.

In einigen Fällen kommt es zu einem so ausgedehnten Vorfall von Bandscheibengewebe, daß nicht nur eine, sondern mehrere Nervenwurzeln gleichzeitig irritiert werden bis hin zur vollständigen Einengung des Rückenmarkkanals. Dies führt zu ausgedehnten Lähmungen und charakteristischen Gefühlsstörungen an Beckenboden und Oberschenkelinnenseiten in sog. Reithosenform. Zusätzlich kommt es zur Blasen- und Darmfunktionsstörung. Urin und Stuhl können nicht mehr gehalten werden oder gehen unkontrolliert beim Husten oder Pressen ab.

Wirbelgleiten (Spondylolisthese)

Kreuzschmerzen können auf eine Knochenspaltbildung im Bereich der Wirbelbogengelenke zurückgehen (Spondylolyse; vgl. Abb. 34). Diese Unterbrechung der knöchernen Verbindung kann zu krankhaft vermehrter Beweglichkeit einzelner Segmente und zu schmerzhaftem Wirbelgleiten (Spondylolisthese; vgl. Abb. 34) führen, insbesondere bei Belastung. Das Gleiten der Wirbel gegeneinander kann neben den Schmerzen auch eine Störung von Nervenwurzeln oder Rückenmark verursachen.

In vielen Fällen verursachen Spaltbildung oder Wirbelgleiten jedoch keinerlei Beschwerden und werden nur zufällig entdeckt.

Knöcherne Einengung des Wirbelkanals (Spinalkanalstenose)

Rücken- und/oder Beinschmerzen, die mit zunehmender Gehstrecke und/oder nach längerem Stehen schlimmer werden, können auf eine angeborene oder später entstandene Enge des knöchernen Rückenmarkkanals (Spinalkanalstenose; vgl. Abb. 20b und 26) hinweisen. Ähnliche Beschwerden können aber auch von Durchblutungsstörungen in den Beinschlagadern verursacht werden. Man spricht in beiden Fällen von der »Schaufensterkrankheit« (Claudicatio intermittens/spinalis), da die Schmerzen den Patienten immer wieder zwingen, seine Gehstrecke zu unterbrechen. Diese Zwangspausen werden beim Stadtbummel dann mit vorgetäuschten Schaufensterbesichtigungen kaschiert.

Fallbeispiel

Der 78jähriger Rentner Helmut M. leidet seit vielen Jahren unter Kreuzschmerzen. In den letzten 5 Jahren hat nicht nur der Kreuzschmerz zugenommen, sondern Herr M. wird zunehmend durch in beide Beine ausstrahlende Schmerzen kombiniert mit einem Taubheitsgefühl an der Vorderseite beider Oberschenkel beeinträchtigt. Der Schmerz tritt im Stehen und vor allem beim Gehen auf, so daß Herr M. sich bereits nach etwa 20 m hinsetzen muß, um Beinschmerz und Taubheitsgefühl zu lindern. Beim Treppensteigen ist ihm außerdem eine Kraftabschwächung in den Oberschenkeln beim Erreichen der oberen Stufen aufgefallen. Er bedauert besonders, daß er seiner liebsten Freizeitbeschäftigung, dem Wandern, nicht mehr nachgehen kann. Wärme empfindet er als angenehm, jeder Wetterumschwung verstärkt die Beschwerden.

Bei der körperlichen Untersuchung fällt ein etwas vorgeneigter, kleinschrittiger Gang auf. Er nimmt sofort Platz, da er die Schmerzen im Stehen nicht mehr ertragen kann. Danach wird es sofort besser. Zeichen einer Nervenwurzelirritation, Lähmungen oder Gefühlsstörungen könnten im Liegen nicht festgestellt werden. Da die Pulse am Fuß nur schwer tastbar sind, wird eine Untersuchung der Beinschlagadern durchgeführt. Hierbei fand sich keine wesentliche Gefäßeinengung, die für die Beschwerden hätte verantwortlich sein können. Bei der Blutuntersuchung waren die Fette wie z.B. Cholesterin leicht erhöht, der Blutdruck normal.

Auf den Röntgenbildern der Lendenwirbelsäule finden sich erhebliche Verschleißzeichen der gesamten Lendenwirbelsäule. Bereits jetzt besteht der dringende Verdacht auf eine verschleißbedingte Verengung des Spinalkanals und es wird eine intensive konservative Therapie begonnen, die jedoch zu keiner Besserung führt. Deshalb erfolgte die Einweisung in eine orthopädische Klinik. Die hier durchgeführte Kontrastmitteluntersuchung des Spinalkanals (Myelographie) mit anschließender Computertomographie zeigt eine deutliche Einengung des Spinalkanals in mehreren Abschnitten der Lendenwirbelsäule. Die nervenärztliche Untersuchung mit Hilfe des EMGs ergab Hinweise für einen länger bestehenden, also chronischen Nervenwurzelschaden. Durch gezielte Injektionen in die Wirbelbogengelenke und Nervenwurzelblockaden kann für die Dauer ihrer Wirkung eine vorübergehend fast vollständige Rückbildung der Rücken- und Beinschmerzen erzielt werden.

Auf diese Weise, insbesondere durch die gezielten diagnostischen Spritzen, konnte die Diagnose gesichert und das hauptsächlich für die Beschwerden verantwortliche Wirbelsäulensegment ermittelt werden, obwohl Röntgen, Myelographie und Computertomographie Veränderungen in der gesamten Lendenwirbelsäule zeigten.

Die exakte Diagnose dient gerade in diesem Fall als Grundlage eines ausführlichen Gespräches über alle zur Verfügung stehenden nichtoperativem aber auch operativen Behandlungsmaßnahmen, um der individuellen Situation des Patienten gerecht zu werden.

Bei diesem Beispiel gehen genaue Befragung des Patienten und körperliche Untersuchung mit hochdifferenzierten technischen Untersuchungsverfahren Hand in Hand. Ohne jede Technik wurde die richtige Verdachtsdiagnose gestellt. Dadurch konnte sofort das bei dieser Diagnose am besten geeignete Nachweisverfahren, die Myelographie mit anschließender Computertomographie, ausgewählt werden. Außerdem konnte die Zahl der diagnostischen Spritzen auf ein Mindestmaß reduziert werden. Das führt zu einer möglichst geringen Belastung des Patienten und spart unnötige Kosten.

Entzündung/Geschwulst (Tumor)

Bei Entzündungen (Abb. 15) oder Geschwülsten (Tumoren) der Wirbelsäule können neben dem Schmerz auch ausschließlich allgemeine Krankheitszeichen wie Müdigkeit, Abgeschlagenheit und Appetitlosigkeit, Gewichtsverlust oder Fieber beobachtet werden. Typisch für den Schmerz bei Entzündungen sind andauernde, Tag und Nacht anhaltende Beschwerden, die auch in völliger Ruhe bestehen. Der Tumor kann sich jedoch auch häufig primär mit neurologischen Ausfällen wie Lähmungen, Störungen der Gefühlswahrnehmung oder Blasen- und

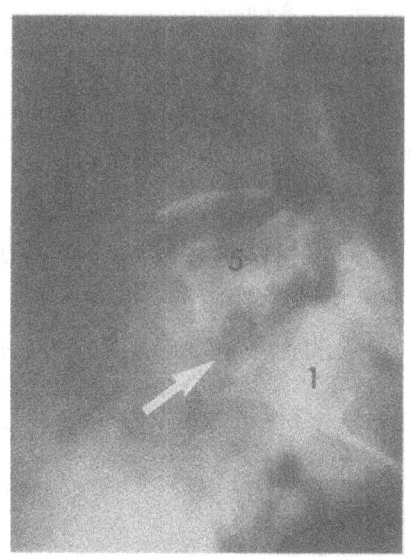

Abb. 15. Seitliches Röntgenbild einer Wirbel-Bandscheiben-Entzündung. Dargestellt sind der 4. *(4)* und 5. *(5)* Lendenwirbelkörper und der Übergang zum Kreuzbein *(1)*. Vergleiche den 4. und 5. Lendenwirbelkörper und beachte die entzündungsbedingte Auflösung des Knochens im unteren Anteil des 5. Lendenwirbelkörpers (Pfeil).

Mastdarmfunktion präsentieren. Schmerzen können dabei sogar völlig fehlen. Bei entzündlich-rheumatischen Erkrankungen sind die Schmerzen oft frühmorgens am schlimmsten.

Tabelle 2 (S. 42) faßt die verschiedenen Kreuzschmerzursachen noch einmal zusammen.

> Rückenerkrankungen haben viele Gesichter. Vom Ort der Schmerzempfindung kann nicht immer auf den Ort seiner Entstehung geschlossen werden.

Tabelle 2. Beschwerden bei häufigen Kreuzschmerzursachen.

Muskel-, band-, gelenkbedingte Beschwerden
Häufigste Kreuzschmerzursache. Schmerzen treten oft nur bei bestimmten Körperhaltungen und Tätigkeiten auf, oder werden dadurch gebessert oder verschlimmert.

Bandscheibenvorfall
Rücken- und/oder Beinschmerzen im Versorgungsgebiet einer Nervenwurzel; evtl. kombiniert mit neurologischen Ausfällen.

Spinalkanalstenose
Rücken- und/oder Beinschmerzen die besonders im Gehen und/oder Stehen auftreten beziehungsweise sich verschlimmern.

Skoliose
Drehseitverbiegung der Wirbelsäule, die in der Regel keine Schmerzen verursacht. Der Arzt wird oft nur wegen der als Rippenbuckel sichtbaren Verkrümmung aufgesucht.

Wirbelgleiten
Belastungsabhängige Rücken- und/oder Beinschmerzen.

Entzündung
Allgemeine Krankheitszeichen wie Fieber, Müdigkeit, Appetitlosigkeit stehen neben dem Rückenschmerz im Vordergrund.

Tumor
Diagnose erfolgt häufig erst bei relativer Schmerzfreiheit durch bereits eingetretene neurologische Ausfälle durch tumorbedingte Rückenmarkkompression.

4 Wie macht sich der Arzt ein Bild von Ihrer Erkrankung?

Wir haben die Vielschichtigkeit des Kreuzschmerzes kennengelernt. Um zur richtigen Diagnose als entscheidende Grundlage einer erfolgreichen Therapie zu kommen, muß der Arzt sich unterschiedlichster Mittel bedienen.

Im folgenden Abschnitt sollen Durchführung und Möglichkeiten der wichtigsten Untersuchungsmethoden dargestellt werden. Teure High-Tech-Verfahren wie z. B. Computer- oder Kernspintomographie, die vor allem der bildlichen Darstellung des Körpers dienen, können bei bestimmten Krankheitsfällen wertvolle Hilfe leisten. Die Erfahrung hat jedoch gezeigt, daß diese Methoden gerade bei den für die Schmerzen besonders häufig verantwortlichen Funktionsstörungen von Muskeln, Bändern und Gelenken oft keine therapeutisch verwertbare Information bringen. Deshalb gilt auch heute noch, daß die Diagnose in vielen Fällen bereits durch das ärztliche Gespräch und die körperliche Untersuchung gestellt werden kann. Als Ergänzung sind Röntgenaufnahmen und einfache Blutuntersuchungen in den meisten Fällen völlig ausreichend.

Weitergehende Untersuchungen sind besonders dann bedeutsam, wenn das Krankheitsbild weiterhin unklar bleibt, oder wenn die Notwendigkeit einer Operation geprüft werden muß.

Das Gespräch (Anamnese)

Beim Gespräch mit dem Arzt sollen alle für die Ursachenfindung wesentlichen Dinge zur Sprache kommen.

Bei einer Schnittwunde am Finger kann man sich auf wenige Angaben zum Unfallhergang beschränken. Beim Rückenschmerz, besonders bei langdauernden Beschwerden, benötigt der Arzt viel umfangreichere Angaben, um der Ursachenvielfalt Rechnung zu tragen. Sie können sich auf den Arztbesuch vorbereiten, indem Sie bereits vorab Ihre Antwort auf die folgenden Fragen überlegen:

- Welche Beschwerden liegen vor? Zum Beispiel Schmerzen, Bewegungseinschränkung, Schwächegefühl, Gefühlsstörung, »eingeschlafenes« oder kaltes Bein, Veränderungen in der Blasen- oder Darmfunktion.
- Wo ist der Schmerz lokalisiert? Zum Beispiel im Kreuz, im gesamten Rücken, im Bein oder Gesäß.
- Welcher Art ist der Schmerz? Dumpf, ziehend, elektrisierend.
- Ist die Lokalisation bei gleichzeitig vorliegendem Rücken- und Beinschmerz mehr im Rücken oder vorwiegend im Bein?
- Wann ist der Schmerz erstmals aufgetreten?
- Gab es ein auslösendes Ereignis? Zum Beispiel Unfall, außergewöhnliche Belastung oder Anstrengung, bestimmte Bewegung.
- Wodurch wird der Schmerz ausgelöst oder verschlimmert? Zum Beispiel nur unter körperlicher Belastung, nur nach längerem Sitzen, nach fünfminütigem Gehen, nur beim Vorbeugen oder Bücken, beim Husten oder Niesen, in Streßsituationen.

- Wodurch wird der Schmerz gelindert? Zum Beispiel in Rückenlage mit angewinkelten Beinen, in Ruhe, überhaupt nicht.
- Wie ist der zeitliche/tageszeitliche Verlauf? Zum Beispiel ständig, allmählich schlimmer werdend, immer wieder auftretend mit schmerzfreien Abschnitten, unregelmäßig, im Laufe des Tages schlimmer werdend, morgens nach dem Erwachen.
- Welche Behandlung hat bisher stattgefunden, was hat geholfen?
- Haben oder hatten Sie weitere Erkrankungen, frühere Unfälle oder Operationen? Berichten Sie darüber, auch wenn Sie auf den ersten Blick keine Verbindung zum Rückenschmerz vermuten.
- Was machen Sie beruflich, wie sieht Ihre Tätigkeit aus?
- Wie verbringen Sie ihre Freizeit, welche Hobbys haben Sie, welche Sportart betreiben Sie und wie oft?
- Gibt es besondere private oder berufliche Belastungen?
- Rauchen Sie, trinken Sie Alkohol?

Durch Ihre Angaben gewinnt der Arzt wertvolle Hinweise für die körperliche Untersuchung. Er wird versuchen, durch bestimmte Belastungs- und Funktionstests den typischen Schmerz hervorzurufen oder zu mindern. Ist der Schmerz besonders stark im Sitzen oder nachts auf der Seite liegend, so wird man dann den Schmerz vor allem im Sitzen oder in Seitenlage hervorzurufen versuchen. Kommen die Beschwerden erst nach längerem Autofahren richtig zum Vorschein, kann es sinnvoll sein, erst nach entsprechender Autofahrt zur Untersuchung zu gehen oder die Untersuchung nach typischer Belastung zu wiederholen.

Wir erleben häufig, daß ein Patient seit Monaten immer wieder unter starken Rückenschmerzen leidet. Kommt er dann zu uns, ist gerade am Untersuchungstag der Schmerz nicht da und läßt sich von uns entweder nur unter Schwierigkeiten oder gar nicht hervorrufen und einordnen. In diesem Fall sind wiederholte Untersuchungen nach entsprechender Belastung erforderlich.

Manchmal bittet Sie der Arzt, Schmerzort und -ausstrahlung sowie die Schmerzstärke im Verlauf des Tages in ein Schema einzutragen.

Durch exakte Angaben zur Ausbreitung des Schmerzes können erkrankte Strukturen weiter eingegrenzt werden. Zum Beispiel bedeutet Beinschmerz nicht automatisch Bandscheibenvorfall oder Irritation eines Rückenmarknervs. Auch Störungen der Wirbelbogen- oder Kreuzbein-Darmbein-Gelenke oder der Muskeln und Bänder können in die Beine ausstrahlende Schmerzen verursachen. Auch der tageszeitliche Verlauf kann wichtige Informationen vermitteln: So verursachen z. B. bestimmte entzündliche oder rheumatische Erkrankungen vorwiegend nächtliche Schmerzen.

Warum ist es wichtig, den Arzt auch über andere Erkrankungen, z. B. über innere Erkrankungen, zu informieren? Meistens sind Erkrankungen der inneren Organe zwar nicht Hauptursache des Kreuzschmerzes, jedoch können durch Schmerzprojektion Kreuz- oder Kreuzbeinschmerzen ganz im Vordergrund stehen. Auch ist die Wirbelsäule bei zahlreichen entzündlichen, infektiösen Stoffwechsel- und Tumorerkrankungen beteiligt.

Rücken- und/oder Beinschmerzen mit kaltem oder eingeschlafenem Bein können auf eine Irritation der Rückenmarknerven durch einen Bandscheibenvorfall zurückgehen, aber ebenso Ausdruck einer schweren Durchblutungsstörung der Bauch- oder Beinschlagadern sein, die

z. B. durch Rauchen mitverursacht und möglicherweise noch gar nicht erkannt wurde.

Rücken- und/oder Beinschmerzen, die mit zunehmender Gehstrecke schlimmer werden, können sowohl auf eine Verengung des knöchernen Rückenmarkkanals hinweisen als auch auf Durchblutungsstörungen in den Beinschlagadern.

Zuckerkrankheit oder Alkoholmißbrauch können zu Nervenerkrankungen führen, die Muskelschwäche oder unterschiedliche Gefühlsstörungen auslösen und gerade im Frühstadium einer Wirbelsäulenerkrankung stark ähneln können.

Auch Erkrankungen von Magen, Gallenblase, Bauchspeicheldrüse oder Niere wie z. B. ein Magengeschwür, Gallen- oder Nierensteinleiden können Rückenschmerzen verursachen, eine orthopädische Behandlung kann dann natürlich nicht wirkungsvoll helfen. Das gleiche gilt auch für Veränderungen der Geschlechtsorgane wie Prostata- oder Gebärmuttererkrankungen.

Zahlreiche Hauterkrankungen können mit Wirbelsäulen- oder Gelenkveränderungen einhergehen. Bei der Schuppenflechte z. B. können sich entzündliche Wirbelsäulen- oder Gelenkveränderungen entwickeln. In manchen Fällen treten die Gelenkbeschwerden auf, bevor die Hautveränderungen entdeckt werden.

Umgekehrt können Wirbelsäulenerkrankungen aber auch eine Störung innerer Organe vortäuschen: Nicht selten werden Patienten mit heftigen, akut aufgetretenen Brustkorbschmerzen unter dem Verdacht eines Herzinfarktes in die Klinik gebracht, und es stellt sich eine Art Hexenschuß der Brustwirbelsäule als Ursache heraus.

Exakte Angaben über körperliche Anforderungen in Beruf oder Freizeit und die Arbeitsplatzbeschaffenheit können zur Ursachenfindung beitragen. Häufig lindern dann geringe Änderungen des Arbeitsablaufes oder des Bewegungsverhaltens fehl- oder überlastungsbedingte Beschwerden. Besonderen Wirbelsäulenbelastungen durch langjähriges Heben und Tragen schwerer Lasten oder durch extreme Zwangshaltungen (vorgebeugte Haltung, Rumpfverdrehung) sind Bauarbeiter, Krankenschwestern und -pfleger, Landwirte, Schwerindustrie- und Fließbandarbeiter oder Reinigungskräfte ausgesetzt. Immer häufiger sind jedoch auch Tätigkeiten betroffen, die durch Haltungskonstanz zur Fehlbelastung führen. Hierunter fallen Arbeiten am Computer und Schreibtisch.

Seelische Belastungen können der Tropfen sein, der das Faß gefüllt mit Fehl- und Überbelastung verschiedenster Strukturen zum Überlaufen bringt. Auf die Bedeutung seelischer Belastungen gerade beim chronischen Rückenschmerz wird in Kapitel 6 eingegangen.

> Das Gespräch mit dem Arzt hat nach wie vor höchste Bedeutung für die Abklärung möglicher Schmerzursachen und für die Planung einer geeigneten Behandlung.

Die körperliche Untersuchung

Die körperliche Untersuchung hat trotz modernster Diagnosemethoden in der Bildgebung (Computer-, Kernspintomographie usw.) in keiner Weise an Bedeutung verloren. Im Gegenteil: spezielle körperliche Untersuchungsmethoden werden im Rahmen der manuellen Medizin bzw. Chirodiagnostik und Chirotherapie immer mehr an den Universitäten gelehrt und in die orthopädische Diagnostik und Therapie integriert (siehe Kap. 5, Manuelle Medizin).

Für die körperliche Untersuchung sollte sich der Patient bis auf die Unterwäsche entkleiden.

Bereits beim Eintritt des Patienten ins Untersuchungszimmer achtet der Arzt auf schmerz- oder lähmungsbedingte Gangstörungen (Hinken). Auch Behinderungen oder Schmerzäußerungen beim Entkleiden können auf das Ausmaß der Beeinträchtigung hinweisen. Bei Frauen wirft der Arzt einen Blick auf die Absatzhöhe, kann doch das ständige Tragen hoher Absätze die Wirbelbogengelenke vermehrt belasten. Die äußere Betrachtung muß immer den gesamten Körper einbeziehen und darf sich nicht nur auf die Wirbelsäule beschränken. Ein Hohlkreuz z. B. muß nicht ursächlich mit einer Wirbelsäulenerkrankung zusammenhängen, sondern kann auch ein Zeichen unvollständiger Streckfähigkeit im Hüftgelenk sein. Wenn dann Kreuzschmerzen auftreten, muß das erkrankte Hüftgelenk behandelt werden. Fußfehlformen wie Platt-, Knick- oder Spreizfüße können über eine Störung der Wirbelsäulenstatik zu überlastungsbedingten Kreuzschmerzen führen. Auch hier setzt die Behandlung primär nicht an der Wirbelsäule an.

Weiterhin kann der Arzt bei der äußeren Betrachtung konstante Verformungen der Wirbelsäule, z. B. eine verstärkte Brustwirbelsäulenkrümmung oder eine durch Wirbelsäulenverformung bedingte Vorwölbung der Rippen (»Buckel«, Abb. 16), feststellen. Die häufigsten Haltungsabweichungen werden allerdings unbewußt zur Schmerzlinderung eingenommen und sind vorübergehend.

Die Haltung ist einerseits ein Spiegel körperlicher Faktoren, also der Funktionstüchtigkeit des gesamten Halteapparates bestehend aus Knochen, Muskulatur und Bändern, andererseits ist sie aber auch Spiegel der Seele. So kann die augenblickliche seelische Verfassung beim selben Menschen im Trauerzustand eine zusammenge-

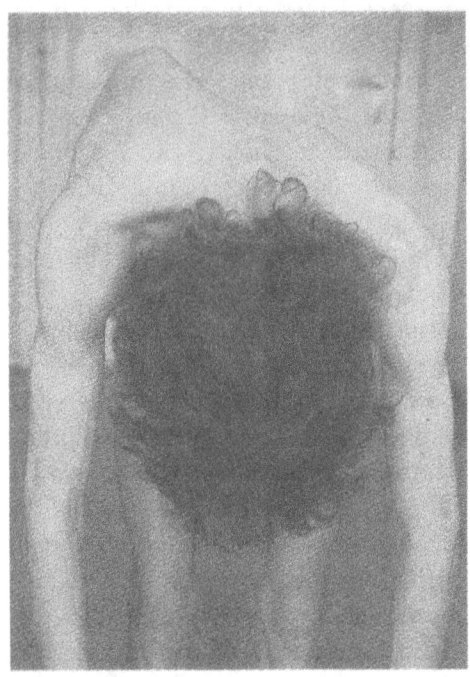

Abb. 16. Rippenbuckel durch Vorwölbung der Rippen aufgrund einer Dreh-Seit-Verbiegung der Brustwirbelsäule (Skoliose).

sunkene oder bei guter Laune und strahlendem Selbstbewußtsein eine völlig aufrechte Haltung bewirken. Bei seelisch kranken Menschen beobachtet man oft einen regelrechten Haltungsverfall, obwohl keine Wirbelsäulen- oder Muskelerkrankung vorliegt.

Auch schnelle Ermüdung der Muskulatur kann zur Haltungsänderung führen. Beobachtet man Eltern und Kinder bezüglich ihres Haltungstyps, kann man oft auffällige Ähnlichkeiten erkennen, die auf einen erblich-konstitutionellen Anteil hinweisen. Hier wird selbst intensivste Haltungsschulung keinen großen Erfolg haben.

Der Arzt prüft zum Beispiel, inwieweit der Patient mit eigener Muskelkraft noch in der Lage ist, aus einer wirbelsäulenbelastenden in eine weniger belastende Haltung zu kommen.

Betrachtet man den entspannt, also nicht bewußt »gerade« stehenden Menschen, können Abweichungen einzelner Körperpartien zueinander, z. B. eine zum Becken gedrehte Schulterpartie auf Balancestörungen der Muskulatur hinweisen.

Asymmetrie der Muskulatur kann eine mögliche Schmerzursache oder einfach nur ein Zeichen schwerer körperlicher Arbeit oder sportlicher Belastung sein.

Große Bedeutung hat auch die Bestimmung der Beckenstellung. Verdrehung oder Schiefstand des Beckens können auf Beinlängenunterschiede oder ein Ungleichgewicht einzelner Muskelgruppen hinweisen und schmerzhafte Störungen der Wirbel- oder Kreuzbein-Darmbein-Gelenke verursachen. Allerdings sind ausgeprägte Beinlängenunterschiede auch bei völlig beschwerdefreien Menschen häufig vorzufinden.

Der einzelne Muskel wird hinsichtlich Länge, Kraft, Ausdauer und natürlich Schmerzhaftigkeit untersucht, Muskelgruppen werden anhand ihres Zusammenspiels untereinander beurteilt. Bei der Tastuntersuchung (Palpation) wird der einzelne Muskel möglichst vom Ursprung bis zum Ansatz palpiert. Das heißt, sowohl oberflächlich als auch in der Tiefe werden Konsistenz, Verschieblichkeit der Gewebeschichten und besonders Schmerzempfindlichkeit beurteilt.

Bei wiederholten Untersuchungen im Stehen, Sitzen und Liegen wird geprüft, ob die Befunde konstant vorhanden sind oder in bestimmten Körperpositionen wieder verschwinden.

Der Arzt muß alle von ihm erhobenen Befunde hinsichtlich ihres Krankheitswertes sorgfältig betrachten, dabei muß der Untersuchungsablauf je nach Anamnese, beobachteter Funktionseinschränkung und Ergebnis einzelner Befunde angepaßt werden.

Bei der körperlichen Untersuchung ist es also von Bedeutung, durch Funktions- und Belastungstests den vom Patienten als typisch angegebenen Schmerz zu erzeugen. Wir sprechen von Schmerzprovokation.

Umgekehrt wird untersucht, ob ein vorhandener Schmerz durch Änderung von Körperhaltung, Körperposition oder Veränderung des Spannungszustandes einzelner Muskelgruppen gelindert oder gar zum Verschwinden gebracht werden kann.

Störungen der Muskel- oder Gelenkfunktion müssen jedoch nicht unbedingt zu Schmerzen führen. Schmerzfreie Funktionsstörungen werden als asymptomatische Befunde bezeichnet, die in der Regel keiner Behandlung bedürfen.

Bewegungseinschränkungen können auch bei primär völlig normalen Gelenken auftreten. Als Ursache kommen dann muskuläre Fehlfunktion oder krankhafte Verkürzung einzelner Muskelgruppen in Betracht, die indirekt zu diesen Bewegungseinschränkungen führen. Sie können durch systematische Untersuchung einzelner Muskelgruppen hinsichtlich Länge und Kraft diagnostiziert werden.

Wird anfangs zunächst die Gesamtbeweglichkeit der Wirbelsäule, aber auch der Arm- und Beingelenke beobachtet, kann man mit manualmedizinischen Untersuchungsmethoden einzelne für die Beschwerden verantwortliche Wirbelsäulenabschnitte weiter eingrenzen.

Im nächsten Schritt können Funktion oder Beweglichkeit dann sogar Segment für Segment geprüft werden. Spezielle Tests, bei denen die Beweglichkeit der Wirbelsäule in Abhängigkeit von Annäherung oder Verlängerung einzelner Muskelgruppen überprüft wird, helfen die Schmerzursache weiter einzugrenzen.

Auch hier gilt: Nicht jede Abweichung von der Norm ist krankhaft oder gar behandlungsbedürftig!

In ähnlicher Weise wird das Kreuzbein-Darmbein-Gelenk untersucht.

So kann der Arzt sich Abschnitt für Abschnitt ein Bild von der Wirbelsäulenfunktion verschaffen.

Besteht der Verdacht auf Irritation eines Rückenmarknervs z. B. durch Bandscheibenvorfall, ist die Überprüfung der Nervenfunktion besonders wichtig. Es wurde bereits erwähnt, daß Patienten mit solch einer Irritation dadurch verursachte Ausfälle mit Gefühlsstörung oder Muskelkrafteinschränkung im normalen Alltag oft gar nicht wahrnehmen. Erst wenn der Arzt gezielt Gefühls- und Schmerzwahrnehmung prüft und einzelne Muskelgruppen im Zehenspitzen- oder Fersenstand besonders belastet, fällt eine Schädigung auf. Aus Ort und Ausdehnung dieser Ausfälle kann auf den betroffenen Nerv geschlossen werden.

Auch heute gilt noch: Trotz High-Tech kann die Diagnose in vielen Fällen bereits durch das ärztliche Gespräch und die körperliche Untersuchung gestellt werden.

Fallbeispiel

Frau A. ist eine 53jährige Hausfrau. Ihre beiden Kinder wohnen zwar nicht mehr im Hause, die Mitarbeit im Handwerksbetriebs ihres Mannes läßt ihr jedoch kaum Zeit für Hobbies oder Sport. Sie beklagt seit vielen Jahren Kreuzschmerzen, die mal schlimmer, mal besser sind. Der Hausarzt hat hin und wieder Wärme und Massage verordnet, eine wesentliche Besserung ist jedoch höchstens kurzfristig aufgetreten. In den letzten 1–2 Jahren ist es wesentlich schlimmer geworden, sie verspürt die Schmerzen zunehmend auch in Brust- und Halswirbelsäule. Nicht nur körperliche Anstrengung, in der Regel Gartenarbeit oder

längeres Sitzen, sondern auch allgemeiner Streß und seelische Belastung führten zur Verschlimmerung, antwortet Frau A. auf gezielte Fragen. Andere Erkrankungen seien ihr nicht bekannt, sie gehe regelmäßig zum Frauenarzt und auch beim Hausarzt, der sie vor kurzem gründlich untersucht habe, fänden sich keine Auffälligkeiten.
Bei der körperlichen Untersuchung fällt eine ausgeprägte Rückwärtskrümmung der Brustwirbelsäule auf. Die Muskulatur erscheint schwach ausgeprägt. Frau A. bestätigt daraufhin, daß sie beim Vergleich alter und neuer Fotos bemerkt habe, daß sie »krummer« geworden sei. Die Muskel- und Bandansätze an der Wirbelsäule, an Rippen und Becken sind an vielen Stellen schmerzhaft, die Beweglichkeit ist fast in allen Wirbelsäulenabschnitten vermindert. Die gesamte Wirbelsäule ist klopfempfindlich. Die Nervenfunktion ist ungestört.
Auffällig sind auch eine Schiefstellung des Beckens und ausgeprägte Spreizfüße. Frau A. erinnert sich, daß sie häufig schmerzhafte Schwielen unter der Fußsohle habe, und nur noch in wenigen Schuhen einigermaßen schmerzfrei gehen könne.
Das Röntgenbild zeigt altersübliche Verschleißzeichen. Die Dichte des Knochengewebes erscheint jedoch vermindert. Daraufhin veranlaßt der Arzt Knochendichtemessungen, die einen Knochenschwund, also eine Osteoporose belegen. In Abstimmung mit dem Gynäkologen werden Hormonpräparate verordnet, die dem Knochenabbau entgegenwirken, und die Ernährung wird u.a. zur Erhöhung der Kalziumzufuhr angepaßt. Der Orthopäde verordnet Schuheinlagen, die die schmerzenden Spreizfußschwielen einbetten und den Beckenschiefstand ausgleichen. Die schmerzhaften Muskel- und Bandansätze werden mit Injektionen behandelt, die Muskulatur wird gedehnt und gekräftigt. Die Wirbelgelenke werden vorsichtig mobilisiert. Die Behandlung wird durch Krankengymnastik ergänzt. Frau A. beginnt mit einer Freundin zweimal pro Woche Fahrrad zu fahren. Kurzfristig verspürt sie keine wesentliche Besserung, nach vier Wochen meint Frau A. in jeder Hinsicht belastbarer zu werden, nach drei Monaten geht es ihr deutlich besser, auch wenn die Rückenschmerzen immer wieder einmal auftreten.

Die Blutuntersuchung

Die häufigsten Kreuzschmerzursachen führen zu keinen nachweisbaren Veränderungen im Blut. Trotzdem kann die Blutuntersuchung insbesondere in den Fällen wertvoll sein, in denen entzündliche oder entzündlich-rheumatische Erkrankungen als Ursache vermutet werden oder ausgeschlossen werden sollen.

Einfach durchzuführen sind die Bestimmung von Blutsenkungsgeschwindigkeit (BSG; Senkung) und Blutbild. Entzündliche Prozesse führen zu einer Beschleunigung der Senkung, zu einer erhöhten Anzahl sowie veränderten Verteilung der weißen Blutkörperchen (Leukozytose). Diese Veränderungen sind jedoch unspezifisch. Die Blutsenkung kann sowohl bei einer eitrigen Wirbelkörperentzündung, bei einem Tumor oder bei einer rheumatischen Erkrankung verändert sein. Zur weiteren Differenzierung müssen spezielle Bluttests gemacht werden, wie z. B. die Bestimmung verschiedener Rheumafaktoren, die genauere Analyse von Blutbild (Differentialblutbild) und bestimmter Bluteiweiße (Elektrophorese), aber auch der Nachweis von Viren, Bakterien und anderen Krankheitserregern.

Die häufigsten Kreuzschmerzursachen lassen sich im Blut nicht nachweisen.

Die Röntgenuntersuchung

Es ist gut 100 Jahre her, seit Conrad Röntgen in Würzburg die später nach ihm benannten Strahlen entdeckte, die eine völlig neue Epoche in der medizinischen Diagnostik einleiteten.

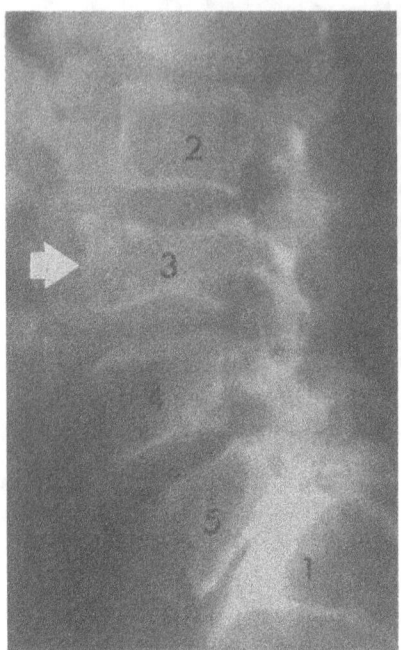
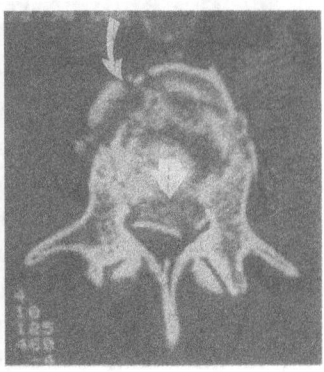

Abb. 17. a Typische Darstellung eines Wirbelbruches im seitlichen Röntgenbild der Lendenwirbelsäule. 2 bis 5 = Lendenwirbelkörper; 1 = Kreuzbein. Vergleiche die Wirbelkörperform und beachte die Veränderung im Bereich des 3. Lendenwirbelkörpers mit Höhenminderung und Erhöhung des Längsdurchmessers (Pfeil).
b Darstellung des gleichen Wirbelkörpers im computertomographischen Querschnittsbild. Beachte die Unterbrechung der Knochenkontur (runder Pfeil) und die Verlagerung eines Knochenbruchstückes nach hinten in den Rückenmarkkanal (gerader Pfeil).

Röntgenstrahlen sind elektromagnetische Schwingungen wie das sichtbare Licht oder die Wellen der drahtlosen Nachrichtentechnik. Sie unterscheiden sich nur in ihrer Wellenlänge. Die in der Röntgenröhre erzeugten Strahlen durchdringen den entsprechenden Körperabschnitt und werden abgeschwächt. Die Wiedergabe des durch die abgeschwächten Strahlen erzeugten Röntgenbildes geschieht entweder durch Belichtung eines Röntgenfilms wie in der Photographie oder durch Übertragung des Bildes auf einen Fernsehmonitor (Bildverstärker bzw. Bildwandler). Automatische Belichtungsmessung, spezielle Verstärkungsfolien und zahlreiche andere technische und organisatorische Verbesserungen haben die mit der Röntgenuntersuchung verbundene Strahlenbelastung immer weiter vermindert.

Die Domäne der röntgenologischen Wirbelsäulenuntersuchung ist die Darstellung knöcherner Strukturen wie Wirbelkörper, Wirbelbogen und Wirbelbogengelenke (Abb. 17). Muskeln, Bänder und Gelenkkapseln können nicht hinreichend dargestellt werden. Auch die Bandscheiben sind aufgrund ihrer knorpeligen Struktur im Röntgenbild nicht sichtbar. Ihr Zustand kann jedoch indirekt anhand der Veränderung insbesondere der angrenzenden Wirbelkörper und der Höhe des Raumes zwischen den Wirbelkörpern beurteilt werden. Darüberhinaus sind keine Aussagen möglich, ein Bandscheibenvorfall ist im Röntgenbild sicher nicht erkennbar. Die Weite des knöchernen Wirbelkanals ist ebenfalls annähernd darstellbar.

Zur Gewinnung ausreichender Information ist die Anfertigung mehrerer Bilder erforderlich. Dabei werden Bilder je nach Fragestellung aus unterschiedlicher Richtung, also von vorn, seitlich oder in schräger Projektion angefertigt. Häufig sind Bilder bei Beugung, Streckung oder Seitneigung erforderlich (Funktionsaufnahmen; Abb. 18). Die Aufnahmen können im Liegen oder Stehen erfolgen. Funktionsaufnahmen werden in der Regel von der Seite her aufgenommen, seltener von vorn. Dabei wird im Stehen je ein Bild bei maximaler Beugung und maximaler Streckung aufgenommen. Durch Vergleich der Aufnahmen versucht man eine vermehrte oder ver-

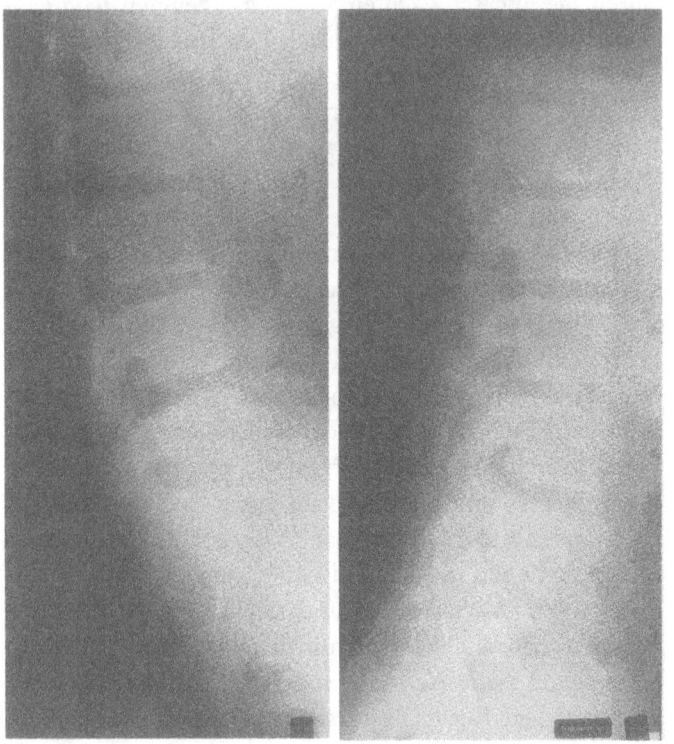

Abb. 18. Seitliche Röntgenaufnahmen der Lendenwirbelsäule bei Beugung (**a**) und Streckung (**b**). Beachte die unterschiedlich ausgeprägte Schwingung der Lendenwirbelsäule als Zeichen der Bewegung.

minderte Beweglichkeit der Wirbelsäule im Ganzen oder auch nur einzelner Segmente bildlich zu dokumentieren (Abb. 18).

Bei der Röntgenbildanalyse legt der Arzt sein Hauptaugenmerk auf angeborene oder erworbene Fehlbildungen, unfall- oder entzündungsbedingte Veränderungen sowie Verschleißzeichen. Fehlbildungen sind

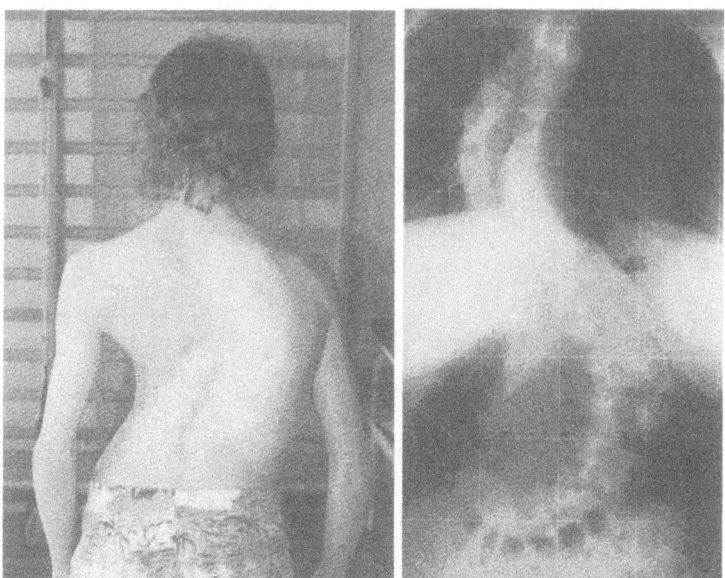

Abb. 19. a Ausgeprägte Dreh-Seit-Verbiegung der Wirbelsäule (Skoliose) in der Ansicht von hinten. **b** Dreh-Seit-Verbiegung (Skoliose). Röntgenologische Darstellung.

Spaltbildungen (siehe Abb. 34), Drehseitverbiegungen (Skoliosen; Abb. 19) und Wirbelgleiten.

Verschleißzeichen im Röntgenbild der Wirbelsäule finden sich früher oder später bei jedem Menschen. Die Höhe der Bandscheibenräume nimmt ab, der Knochen der Wirbelkörpergrund- und -deckplatten verdichtet sich (Osteochondrose), an den Wirbelkörpern bilden sich Knochensporne bzw. -zacken (Spondylose; Abb. 20). An den Wirbelgelenken kommt es zur Gelenkspaltverschmälerung und Zackenbildung an den Gelenkfortsätzen (Spondylarthrose).

Beim Kreuzschmerzpatienten hängen Ort und Ausmaß der Beschwerden oft nicht mit entsprechenden Ver-

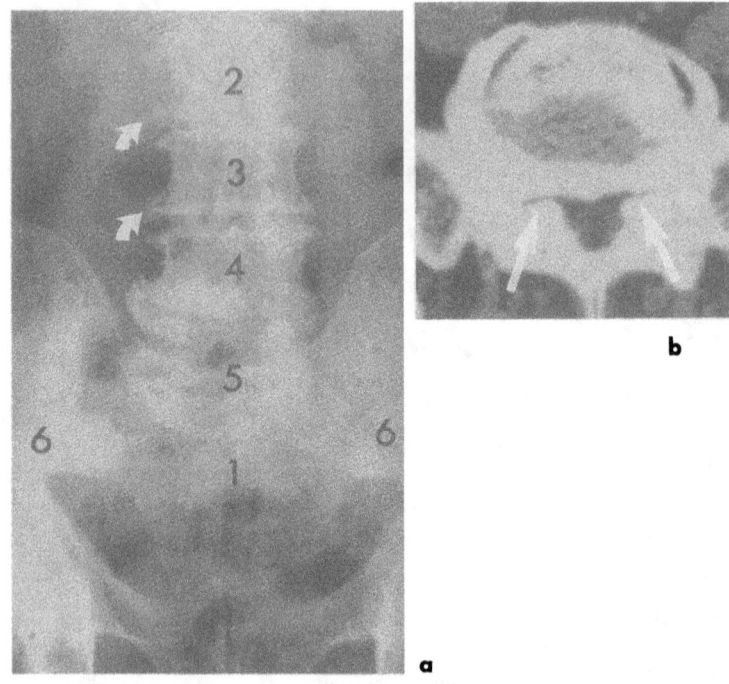

Abb. 20. a Typisches Röntgenbild bei Verschleiß. Darstellung der Lendenwirbelsäule und der Kreuzbein-Darmbein-Gelenke in der Ansicht von vorn *(2 bis 5 = Lendenwirbelkörper; 1 = Kreuzbein; 6 = Teil der Darmbeinschaufel)*. Beachte die zackenförmigen Ausziehungen an den Wirbelkörperkanten (Pfeile). **b** Wirbelkanalenge (Spinalkanalstenose) im Computertomogramm. Darstellung eines Lendenwirbelkörpers im Querschnittsbild. Verengung des Wirbelkanales im Verlauf der Rückenmerknerven (Pfeile) durch verschleißbedingte knöcherne Ausziehungen (sog. Spinalkanalstenose).

schleißerscheinungen im Röntgenbild zusammen. Beim jugendlichen Patienten mit »Hexenschuß« wird man trotz heftigster Schmerzen in der Regel keinerlei Veränderungen finden, während ausgeprägteste Verschleißerscheinungen beim alten Menschen mit völliger Beschwerdefreiheit einhergehen können.

Die Knochendichte bzw. ein bereits eingetretener Knochenschwund (Osteoporose) kann mit dem herkömmlichen Röntgenbild nur unzureichend beurteilt werden. Sichere Osteoporosezeichen sind meistens erst im fortgeschrittenen Stadium erkennbar. Auch zur Erfolgsbeurteilung einer Osteoporosetherapie ist das Röntgenbild zu ungenau, hier stehen geeignetere Methoden zur Verfügung (siehe nächster Abschnitt).

Zusammenfassend ist das Röntgenbild bei der Abklärung des Kreuzschmerzes noch immer die Basis der bildgebenden Untersuchung und nur in seltenen Fällen verzichtbar. Es handelt sich um eine überall verfügbare und recht kostengünstige Technik. In vielen Fällen geht es vorwiegend darum, eine Mißbildung oder eine entzündlich-tumoröse Erkrankung auszuschließen.

> Das Röntgenbild ist noch immer unverzichtbare Basis der bildgebenden Untersuchung. Eine Veränderung der Wirbelsäule im Röntgenbild darf nicht automatisch für die Schmerzen verantwortlich gemacht werden.

Die Computertomographie

Auch die Computertomographie (CT) ist ein bildgebendes Verfahren, das auf der Anwendung von Röntgenstrahlen beruht. Im Gegensatz zur herkömmlichen Röntgenuntersuchung mit möglicher Darstellung von vorn oder hinten, von der Seite oder in unterschiedlichen Schrägprojektionen, ermöglicht die Computertomographie die zusätzliche Anfertigung von Schnittbildern. Dabei kann die Wirbelsäule in beliebige Querscheiben unterschiedlicher Dicke bildlich zerlegt werden, vergleichbar dem Schneiden einer Salami.

Das Schnittbild entsteht durch ein Röntgenstrahlenbündel, das die gewünschten Körperabschnitte aus verschiedenen Richtungen abtastet. Die Abschwächung der Röntgenstrahlen durch den Körper wird gemessen und in elektrische Signale umgewandelt. Daraus kann der Computer ein Querschnittsbild in unterschiedlichen Graustufen erzeugen.

Die Computertomographie ermöglicht eine Ansicht des entsprechenden Wirbelsäulenabschnittes von oben bzw. unten. Auch eine dreidimensionale Darstellung ist möglich.

Querschnitte können in beliebiger Höhe erfolgen. Dabei kommen die knöchernen Anteile der Wirbelsäule, wie Wirbelkörper, Wirbelbögen oder Wirbelbogengelenke besonders gut zur Darstellung, aber auch Bandscheiben und Rückenmarkkanal werden gut sichtbar (Abb. 17 und 20).

Liegt ein Bandscheibenvorfall vor, erlaubt die Computertomographie die Beurteilung, inwieweit es durch das Bandscheibengewebe zur Kompression der Rückenmarknerven bzw. des Rückenmarkes kommt.

Die Querschnittsbilder ermöglichen auch die Darstellung einer knöchernen Einengung des Rückenmarkkanals (Spinalkanalstenose), die auf herkömmlichen Röntgenbildern kaum möglich ist.

Bei der Entscheidung über die operative oder nichtoperative Behandlung von Wirbelkörperbrüchen spielt die Knochendarstellung im CT eine wichtige Rolle. Einzelne Bruchstücke und ihre Lagebeziehung zum Rückenmarkkanal sind gut sichtbar (Abb. 17).

Auch zur Knochendichtemessung im Bereich der Lendenwirbelsäule kann man sich der Computertomographie bedienen. Diese Untersuchung dient der Erkennung der Osteoporose, aber auch der Verlaufs- und Behandlungskontrolle.

Zusammenfassend liegt der Vorteil der Computertomographie in der guten Darstellbarkeit der Wirbelsäule im Querschnittsbild. Eine gewisse Unterscheidung von Bandscheibe, Nerven und Knochen ist möglich. Von Nachteil sind die mit der Untersuchung verbundene Belastung mit Röntgenstrahlen sowie der hohe technische und finanzielle Aufwand.

> Die Computertomographie erlaubt die Wirbelsäulendarstellung mit Querschnittsbildern, ist jedoch mit erheblicher Belastung durch Röntgenstrahlen verbunden.

Die Kernspintomographie

Zu den großen Errungenschaften der Medizin in der letzten Zeit gehört die Entwicklung der Kernspintomographie (synonym: Magnetresonanztomographie; Nuclear Magnetic Resonance = NMR oder MR; Magnetic Resonance Imaging = MRI; Abb. 21). Mit Hilfe dieses Verfahrens ist es möglich, von sämtlichen Strukturen des Körpers in allen Ebenen des Raumes Schnittbilder anzufertigen. Das heißt, man kann nicht nur Querschnittsbilder wie bei der Computertomographie, sondern beliebige Schnitte von links nach rechts, von hinten nach vorn oder sogar in schräger Ebene erzeugen. Zusätzlich ist eine hervorragende Darstellung und Abgrenzung einzelner Gewebe (z. B. Wasser, Fett, Knorpel) möglich. Das Gerät kann dabei so eingestellt werden, daß bestimmte Gewebearten besonders gut dargestellt werden können. So kann die Bandscheibe z. B. sowohl von Knochen- und Nervengewebe abgegrenzt werden als auch in Abhängigkeit von der Geräteeinstellung in Gallertkern und umgebenden Faserring differenziert werden. Die Kernspinto-

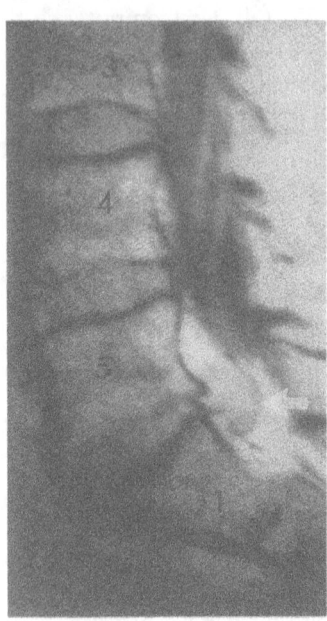
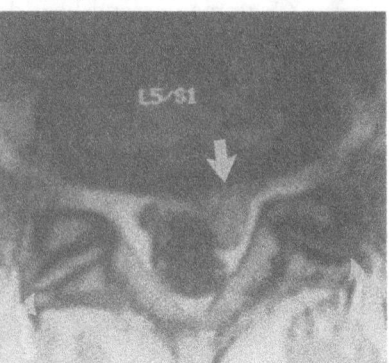

Abb. 21. a Kernspintomographische Darstellung eines Bandscheibenvorfalles. Seitliche Darstellung der Lendenwirbelsäule mittels Kernspintomographie. Die unteren Lendenwirbelkörper *(3 bis 5)* sowie das Kreuzbein *(1)* sind entsprechend gekennzeichnet. Vgl. die hintere Begrenzung der Bandscheiben. Beachte die große Vorwölbung der Bandscheibe zwischen dem 5. Lendenwirbelkörper und dem Kreuzbein in den Wirbelkanal (Pfeil). **b** Gleicher Bandscheibenvorfall im Querschnittsbild (Pfeil). Die Bandscheibe ist mit L5/S1 gekennzeichnet. Unauffällige Wirbelbogengelenke (gebogene Pfeile).

mographie ist außerdem bei speziellen Fragestellungen, z. B. bei der Darstellung entzündlicher oder tumorbedingter Veränderungen, von hohem Wert.

Im Gegensatz zur Computertomographie spielen Röntgenstrahlen keine Rolle. Die Kernspintomographie basiert auf einem anderen physikalischen Prinzip, der *magnetischen Kernresonanz.* Alle Gewebe des menschlichen Körpers haben einen mehr oder minder großen Wasseranteil. Die im Wasser vorhandenen Atomkerne des Wasserstoffs weisen einen »Drall«, wie bei einer sich drehenden Billardkugel, auf. Dieses Phänomen wird *Kernspin* genannt.

Bei der Kernspintomographie wird der Patient von außen einem starken Magnetfeld ausgesetzt. Die Veränderungen der Kernspins im Körperinnern unter Einwirkung des Magnetfeldes werden als elektromagnetische Signale aufgezeichnet und vom Computer in Bilder umgewandelt. Die Art der bildlichen Darstellung wird durch die Fragestellung des Arztes und durch die entsprechend vorgewählte Region und Bildschnittrichtung bestimmt.

Bei der Untersuchung liegt der Patient in einer röhrenähnlichen Konstruktion, die am Kopf- und Fußende geöffnet ist. Der Magnet kreist dabei um den Körper. Die Untersuchung ist völlig schmerzfrei, sie geht lediglich mit vom Gerät verursachten Lärm einher. Schädliche Folgen bzw. Nebenwirkungen der Kernspintomographie sind bis heute nicht bekannt. In seltenen Fällen wird durch die röhrenähnliche Konstruktion des Gerätes Platzangst verursacht. Patienten mit einem Herzschrittmacher oder Metallclips nach Hirnoperation dürfen aufgrund der möglichen Magnetisierung damit nicht untersucht werden.

Trotz der Leistungsfähigkeit der Kernspintomographie haben herkömmliche Röntgenuntersuchungen oder die Computertomographie nicht ausgedient. Gerade bei der Darstellung knöcherner Veränderungen an der Wirbelsäule haben herkömmliches Röntgen und Computertomographie unverminderte Bedeutung. Zudem sind mit der Kernspintomographie sehr hohe Investitions-und Untersuchungskosten verbunden.

Die Kernspintomographie eröffnet völlig neue Möglichkeiten besonders bei der Bandscheibendarstellung, ist jedoch keine Routineuntersuchung beim Kreuzschmerz.

Die Knochenstoffwechseluntersuchung (Szintigraphie)

Die Skelettszintigraphie wird vom Nuklearmediziner durchgeführt und dient der Untersuchung und Darstellung der örtlichen Knochenstoffwechselaktivität, z. B. bei Verdacht auf oder zum Ausschluß von Entzündung, Tumor oder Knochenbruch. Es können bestimmte Skelettabschnitte mit erhöhter Stoffwechselaktivität bildlich dargestellt werden.

Den Stoffwechsel in den Knochen macht man sich bei der Szintigraphie zunutze, indem man eine Substanz in eine Vene spritzt, die über das Blut vorübergehend in den Knochenstoffwechsel eingebaut wird. Um Verteilung und Anreicherung der eingespritzten Substanz nachweisen zu können, wird sie radioaktiv markiert. Je nach Stärke des Stoffwechsels in einem einzelnen Knochenabschnitt erfolgt dort auch die Anreicherung des Mittels. Dementsprechend ist in diesem Bereich auch die Radioaktivität erhöht, die man dann von außen mit Hilfe einer speziellen Kamera, vergleichbar einem Geigerzähler, nachweisen und bildlich darstellen kann. Bezirke verstärkten Knochenumbaus erscheinen dann als schwarz oder bunt abgesetzte »Flecke« (Abb. 22).

Eine weit über das normale Maß erhöhte Aktivität findet man bei Entzündung, Tumor oder nach einem Knochenbruch. Weniger ausgeprägte Erhöhungen können allerdings auch bei Verschleißprozessen vorkommen.

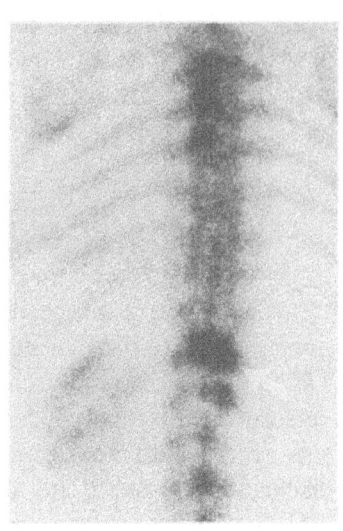

Abb. 22. Knochenstoffwechseluntersuchung (Szintigraphie). Verstärkte Knochenaktivität als schwarzer Fleck (Pfeil).

Die Ergebnisse der Szintigraphie sind unspezifisch. Das heißt, man kann zwar nachweisen, ob ein verstärkter Knochenumbau an dieser oder jener Stelle vorliegt. Der konkrete Rückschluß auf eine bestimmte Erkrankung, sei es ein Tumor oder Verschleiß, ist jedoch nicht möglich.

Bei bestimmten Knochenveränderungen ist die gesteigerte Stoffwechselaktivität durch die Szintigraphie nachweisbar, bevor auf dem Röntgenbild Veränderungen erkennbar sind.

Beim Begriff Radioaktivität klingeln natürlich sofort die Alarmglocken, und Angst vor Strahlenbelastung wird geweckt. Tatsächlich ist die Strahlenbelastung durch eine Skelettszintigraphie jedoch wesentlich geringer als bei einer Skelettröntgenaufnahme.

Auch die Szintigraphie ist keine Standarduntersuchung zum Nachweis von Verschleißerkrankungen oder Bandscheibenveränderungen. Sie bleibt als ergänzendes Verfahren bestimmten Fragestellungen vorbehalten.

Die Szintigraphie macht nur eine unspezifische Aussage über das Ausmaß der örtlichen Aktivität des Knochenstoffwechsels, ohne Hinweise auf die Ursache geben zu können.

Die Elektromyographie (EMG)

Führt ein Bandscheibenvorfall zur Druckschädigung oder Irritation eines Rückenmarknervs, können Lähmung oder Abschwächung der durch den Nerven versorgten Muskulatur oder Gefühlsstörungen die Folge sein. Aber nicht immer kann man aufgrund der Ausfallserscheinungen exakt auf den betroffenen Nerv rückschließen. Wenn jedoch eine operative Behandlung des Bandscheibenvorfalls erwogen wird, muß der betroffene Nerv genau festgestellt werden, um auch dadurch auf die verantwortliche Bandscheibe schließen zu können.

Im Elektromyogramm kann man nun über Elektroden, die auf die Haut aufgeklebt oder direkt in die Muskulatur eingebracht werden, die Muskelerregung aufzeichnen und eine gestörte Erregung, z. B. durch Schädigung des den Muskel versorgenden Nervs, feststellen. Zusätzlich kann die Geschwindigkeit gemessen werden, mit der die Nerven die Signale leiten.

Durch wiederholte Untersuchungen zu unterschiedlichen Zeitpunkten kann auch der Verlauf einer Nervenschädigung verfolgt werden.

Da es bei einer plötzlichen Nervenschädigung durch Bandscheibenvorfall erst verzögert zu elektrisch nachweisbaren Veränderungen in der versorgten Muskulatur kommt, kann mit dem EMG zu Beginn der Schädigung keine Diagnose gestellt werden.

■ Das EMG gibt uns Hinweise auf die Funktion bestimmter Muskeln und Nerven.

■ Die Bandscheibendarstellung (Diskographie)

Bei der Diskographie ist es möglich, die normalerweise im Röntgenbild nicht sichtbare Bandscheibe dennoch darzustellen (Abb. 23). Mit Hilfe des Röntgenbildwandlers wird eine Nadel in der entsprechenden Bandscheibe plaziert. Haut und Muskulatur werden vor dem Einstich örtlich betäubt. Der Patient liegt bei der Untersuchung auf der Seite. Liegt die Nadel in der Bandscheibe, wird ein Kontrastmittel injiziert.

Bei der Untersuchung werden Informationen über Funktion und Zustand der Bandscheibe aus Verteilung und Abflußverhalten des eingespritzten Kontrastmittels gewonnen. Außerdem ist bei der Diskographie die Schmerzprovokation, also die Erzeugung typischer Schmerzen, ein wichtiges Prinzip. Beim Einspritzen des Kontrastmittels wird die Bandscheibe aufgedehnt (distendiert). Anschließend wird analysiert, ob die beim Einspritzen verspürten Schmerzen den vom Patienten empfundenen Beschwerden in Rücken oder Bein entsprechen. Diese Schmerzprovokation wird auch als *Distensionstest* bezeichnet.

Die Form der Bandscheibe kann nach Einbringen des Kontrastmittels sofort im Röntgenbild beobachtet werden. Zur Gewinnung weiterer Informationen kann kurze Zeit später eine Computertomographie der untersuchten Bandscheiben angeschlossen werden, um die Kontrastmittelausdehnung auch im Querschnitt beurteilen zu können (sog. Disko-CT) (Abb. 24).

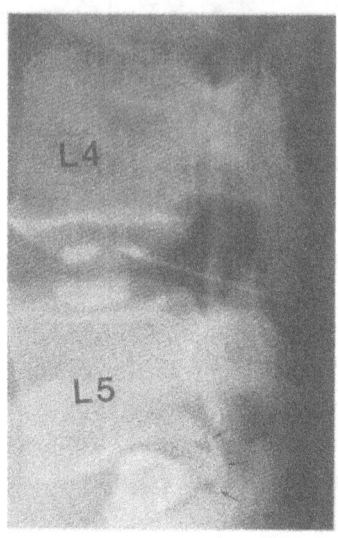

Abb. 23. Bandscheibendarstellung mit Kontrastmittel (Diskographie). Zu sehen ist die normale Bandscheibe zwischen 4. (L4) und 5. (L5) Lendenwirbelkörper. Die als strichförmige Struktur erkennbare Nadel liegt im Bandscheibenraum zwischen 4. und 5. Lendenwirbelkörper. Die Bandscheibe ist mit weißlichem Kontrastmittel gefüllt. Am unteren Bildrand ist die ebenfalls mit Kontrastmittel gefüllte Bandscheibe zwischen 5. Lendenwirbelkörper und Kreuzbein erkennbar. Hier sieht man eine Vorwölbung nach hinten (Pfeile).

Diskographie, Distensionstest oder Disko-CT werden besonders dann durchgeführt, wenn aufgrund der Voruntersuchungen Veränderungen bestimmter Bandscheiben als Ursache des beklagten Kreuz- oder Kreuzbeinschmerzes vermutet werden. Wird ein Bandscheibenvorfall als Schmerzursache diagnostiziert und eine Operation erwogen, kann man aus dem Kontrastmittelverhalten in der Bandscheibe Hinweise auf die geeignetste Operationsmethode gewinnen (vgl. Kap. 5).

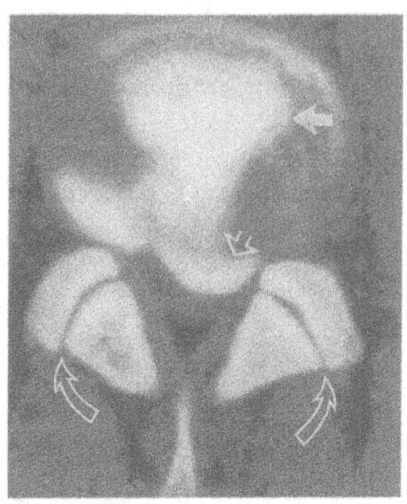

Abb. 24. Computertomographie nach Einbringen von Kontrastmittel in die Bandscheibe (sog. Disko-CT). Das Kontrastmittel hat die Bandscheibe weißlich angefärbt (geschlossener Pfeil). Das Bandscheibengewebe wölbt sich nach hinten in den Wirbelkanal vor (gerader offener Pfeil). Die Wirbelbogengelenke sind durch runde, gebogene Pfeile gekennzeichnet.

Die Diskographie gibt nicht nur Aufschluß über die Form der Bandscheibe bzw. eines Bandscheibenvorfalls, sondern auch über die Bedeutung dieser Befunde bei der Schmerzentstehung.

Die Rückenmarkdarstellung (Myelographie)

Die Myelographie (die Darstellung der Nervenstrukturen im Spinalkanal) ist eine Untersuchung, bei der nach Injizieren eines Röntgenkontrastmittels in den Spinalkanal eine Röntgenuntersuchung der Wirbelsäule angeschlossen wird. Dabei wird zwischen 2 Dornfortsätzen im Lendenwirbelsäulenbereich eine Nadel bis zum Spinalkanal vorgeschoben. Nachdem anschließend die Hirnhaut, eine Umhüllung, die wie ein Sack das Rückenmark und Nervengewebe umgibt, durchbohrt ist, fließt zunächst ein wenig Flüssigkeit, welche das Rückenmark und Nervengewebe umfließt (Liquor; Hirnwasser), ab. Diese Flüssigkeit wird zur weiteren Untersuchung zum

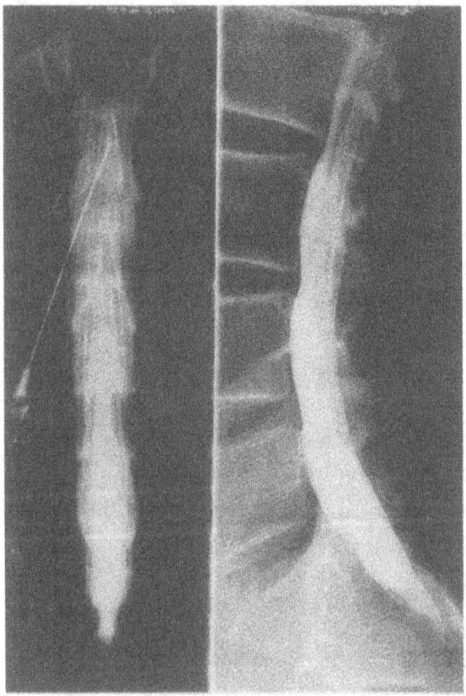

Abb. 25. Kontrastmitteldarstellung der Nervenstrukturen im Wirbelkanal (Myelographie). Normaler Befund von vorn (links) und von der Seite (rechts). Links ist noch die mit ihrer Spitze im Wirbelkanal liegende Injektionsnadel sichtbar. Die Nervenstrukturen mit abgehenden Nervenwurzeln sind durch das Kontrastmittel weiß dargestellt.

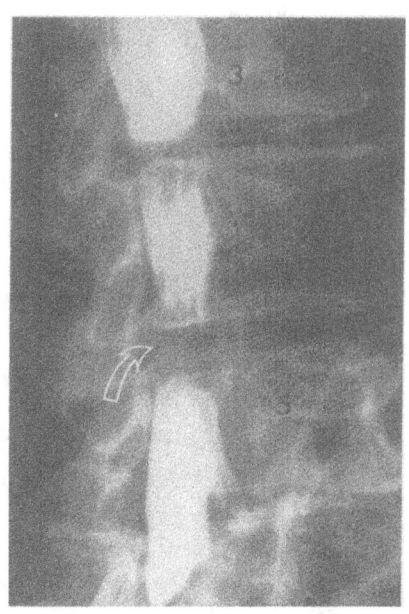

Abb. 26. Wirbelkanalenge (Spinalkanalstenose) in der Kontrastmitteldarstellung (Myelographie). 3. bis 5. Lendenwirbelkörper sind entsprechend markiert. Beachte die Unterbrechung der Kontrastmittelsäule zwischen dem 4. und 5. Lendenwirbelkörper (Pfeil) als Zeichen der Enge.

Labor geschickt. Das Kontrastmittel kann jetzt injiziert werden, und es kann geröntgt werden. Der Röntgenstrahl kommt dabei aus verschiedenen Richtungen, so daß von allen Seiten die Nervenstrukturen ins Bild gebracht werden (Abb. 25).

Früher wurde die Myelographie insbesondere bei der Suche nach einem Bandscheibenvorfall eingesetzt. Heute wird dies mit Computertomographie oder Kernspintomographie gemacht. Beim Nachweis eines zu engen Wirbelkanals hat die Myelographie jedoch ihren Stellenwert behalten. In diesem Fall wird die im Röntgenbild sichtbare Kontrastmittelsäule bei einer Spinalkanalenge schmaler (Abb. 26). Ist die Kontrastmittelsäule an einer oder mehreren Stellen verschmälert, dann ist dies ein Zeichen für die dortige Einengung der Nervenstrukturen, die vom Kontrastmittel umflossen werden.

In einigen Fällen treten nach der Untersuchung Kopfschmerzen auf, die durch Bettruhe und Flüssigkeitszufuhr aber gut behandelbar sind.

Die Myelographie dient vor allem dem Nachweis einer Spinalkanalenge (Spinalkanalstenose).

Die optische Rückenoberflächenvermessung (Video-Raster-Stereographie)

Die optische Oberflächenvermessung des Rückens wurde an der Universität Münster entwickelt und ist bisher nur wenig verbreitet. Das Verfahren wird zur Vermessung der Rückenoberfläche, insbesondere bei Skoliosepatienten (Drehseitverbiegung der Wirbelsäule) eingesetzt. Dabei wird mit Hilfe eines Projektors ein Linienraster auf den Rücken des Patienten projiziert und von einer Videokamera aufgenommen. Im Computer wird die Rückenoberfläche rekonstruiert, analysiert und auf Papier oder Diskette dokumentiert (Abb. 27).

Die Untersuchung ist zur Verlaufskontrolle von Haltungs- oder Formveränderungen der Wirbelsäule und des Beckens ohne jegliche Belastung für den Patienten beliebig oft wiederholbar. Sie ist mit keinerlei Strahlenbelastung verbunden.

Die Video-Raster-Stereographie dient der Darstellung und Dokumentation der Rückenoberfläche.

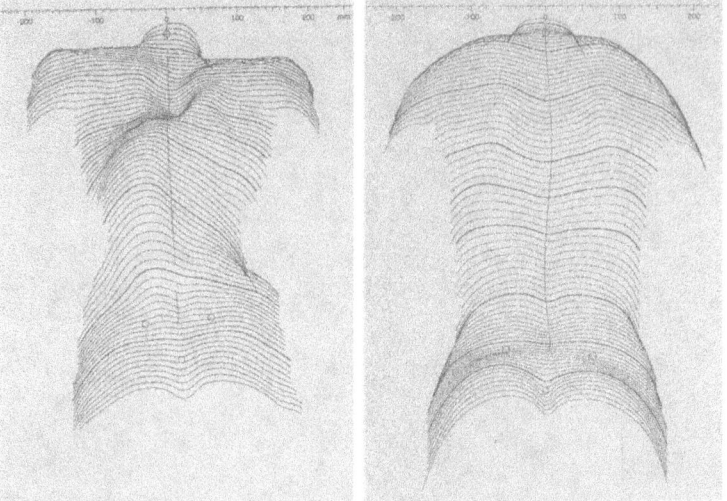

Abb. 27. a und b Video-Raster-Stereographie-Aufnahmen der Wirbelsäule. Beachte den Unterschied im Linienmuster zwischen beiden Aufnahmen. **a** Verkrümmung der Rückenoberfläche. **b** Normalbefund.

Diagnostische Infiltrationen

Wie bereits erwähnt, sind viele Veränderungen, die bei bildgebenden Verfahren festgestellt werden, nicht automatisch auch für die beklagten Schmerzen verantwortlich. Stellt man bei einem Patienten mit Kreuz- oder Kreuzbeinschmerzen kernspintomographisch einen Bandscheibenvorfall fest, dann darf man diesen nicht automatisch für die Beschwerden verantwortlich machen. Würde man dies tun und sich zur Bandscheibenoperation entschließen, muß man eventuell mit anhaltenden oder sogar schlimmeren Schmerzen rechnen. Deshalb muß jeder vermeintlich krankhafte Befund exakt auf seine Bedeutung für das Schmerzbild geprüft werden.

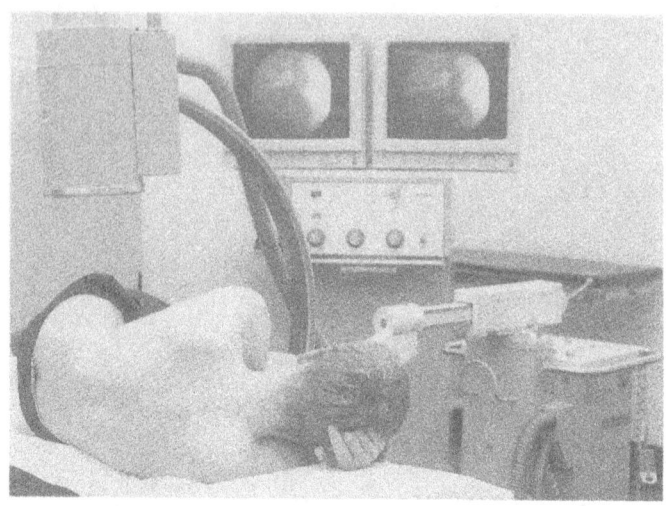

Abb. 28. Patient vor Durchführung einer Infiltration mit Benutzung des Röntgenbildwandlers. Im Hintergrund sieht man den Monitor mit gespeichertem Bild.

Die Fragen lauten daher immer wieder: 1. Welche Struktur ist für den Schmerz hauptsächlich verantwortlich? 2. Wie verändern sich Befund und Beschwerden durch gezielte Injektion eines örtlichen Betäubungsmittels im Bereich dieser Struktur?

Für die Beantwortung dieser Fragen spielen also Infiltrationen von Muskulatur und Bändern, von Wirbelbogengelenken (Facetten) und Nervenwurzeln oder der Bandscheiben eine wesentliche Rolle.

Bedingung für die Verwertbarkeit der diagnostischen Infiltrationen ist die exakte Ausführung. Eine Aussage ist nur möglich, wenn man sicher sein kann, nur die gewünschte Struktur getroffen zu haben. Deshalb wird für bestimmte Spritzen die Röntgendurchleuchtung (»Bildwandler«) zu Hilfe genommen (Abb. 28). Wie beim normalen Röntgenbild ermöglicht der Bildwandler die Darstellung der knöchernen Wirbelsäulenanteile. Diese dienen als Wegweiser zum gezielten Aufsuchen von Wirbelgelenken, Nervenwurzeln oder Bandscheiben. Auch hier gilt, daß moderne Technik, insbesondere die Möglichkeit, die Bilder zu speichern und in Ruhe zu betrachten, die Strahlenbelastung stark reduziert hat.

Wichtige Infiltrationstechniken

Trigger- oder Schmerzpunktinfiltration

Diese am häufigsten durchgeführte Injektionsform versucht Schmerzpunkte, sogenannte Triggerpunkte, im Bereich von Bändern, Gelenkkapsel und Muskulatur auszuschalten. Dadurch kann die Bedeutung einzelner Schmerzpunkte für das im Vordergrund stehende Beschwerdebild analysiert werden. Hier ist der Bildwandler nur selten erforderlich, die Triggerpunkte können durch äußere Abtastung aufgesucht werden.

Die Facetteninfiltration

Zur gezielten Infiltration der Wirbelbogengelenke (Facettengelenke) wird der Patient in Bauchlage oder schräger Position durchleuchtet. Nach Darstellung der Orientierungspunkte wird die Injektionsnadel durch die Haut bis in das anvisierte Wirbelbogengelenk vorgeschoben.

Zeigt die Durchleuchtung eine korrekte Lage, folgt die Injektion des Betäubungsmittels (Abb. 29).

Der Patient wird danach aufgefordert, seine Schmerzen zu provozieren. Schmerzlinderung oder vollständige Rückbildung und das Wiederauftreten nach Abklingen der Wirkung des Betäubungsmittels kann als Hinweis für den Hauptort der Störung gewertet werden.

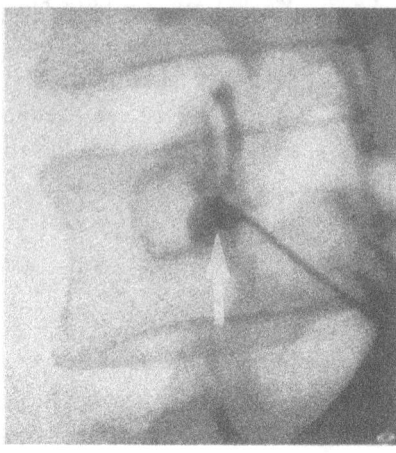

Abb. 29. Röntgenbild bei Facetteninfiltration. Beachte die Lage der Nadel im Wirbelbogengelenk und die Verteilung des Kontrastmittels, hier schwarz dargestellt (Pfeil).

Die Nervenwurzelblockade

Für die Nervenwurzelinfiltration nimmt der Patient die Bauch- oder Seitenlage ein. Zur Orientierung muß der Bildwandler zu Hilfe genommen werden. Der jeweilige Nerv, der ja im Röntgenbild nicht direkt sichtbar ist, kann mit Hilfe knöcherner Orientierungspunkte aufgesucht werden. Die Injektionsnadel wird unter Durchleuchtung durch die Haut eingeführt und bis zur gewünschten Nervenwurzel vorgeschoben. Wenn die Nadel die Nervenwurzel berührt, verspürt der Patient in der Regel ein leicht elektrisierendes Gefühl im Bein. Soll beispielsweise die Nervenwurzel L4 infiltriert werden, strahlt das Kribbeln bis in die Vorderseite des Oberschenkels, bei der Nervenwurzel L5 meistens bis in die Großzehe und bei der Nervenwurzel S1 bis in den Fußaußenrand aus. Der Arzt weiß nun, daß die Nadel korrekt liegt und kann anschließend das Betäubungsmittel injizieren.

Im Anschluß wird der Patient angehalten, seine normalerweise verspürten Schmerzen zu provozieren.

Während der Nervenwurzelbetäubung kann eine vorübergehende Schwächung der zugehörigen Muskulatur auftreten. Bei der Nervenwurzel L4 kann auf der entsprechenden Seite eine Schwäche der Kniestreckmuskeln, bei L5 eine Schwächung der Großzehenhebung und bei S1 eine Wadenmuskelschwäche auftreten. Verschwinden die Schmerzen nach der Infiltration und kehren nach Abklingen der Betäubung zurück, kann auf die Wurzel als entscheidende Struktur bei der Schmerzentstehung geschlossen werden.

Der Distensionstest der Bandscheibe

Dieser Test wird fast immer in Verbindung mit einer Diskographie (Kontrastmitteldarstellung der Bandscheibe) durchgeführt.

Im Gegensatz zu den beiden obengenannten Infiltrationstechniken wird nach Plazierung der Nadel kein Betäubungsmittel, sondern ein Kontrastmittel in die Bandscheibe eingespritzt. Hat der Patient eine Kontrastmittelallergie, kann auch Kochsalzlösung verwendet werden. Die injizierte Flüssigkeit bewirkt in der Bandscheibe eine Volumenzunahme, die Bandscheibe wird gedehnt und kann bei krankhafter Veränderung Schmerzen verursachen. Im Gegensatz zur Facetteninfiltration und Wurzelblockade soll der typische Schmerz durch die Dehnung der Bandscheibe ausgelöst und nicht ausgelöscht werden. Dementsprechend kann der Arzt Rückschlüsse ziehen, inwieweit zuvor festgestellte Bandscheibenveränderungen, beispielsweise ein Bandscheibenvorfall, wirklich für die Schmerzen des Patienten verantwortlich sind.

Die beschriebenen Infiltrationstechniken sollen insbesondere bei Patienten mit unklaren, untypischen Beschwerdebildern zur Aufklärung der Schmerzursache beitragen. Bei eindeutigen Befunden kann auf diese Untersuchungen meistens verzichtet werden.

Durch differenzierte Injektionstechniken können Rückschlüsse auf den Ort der Schmerzentstehung gezogen werden.

5 Welche Möglichkeiten hat der Arzt, Ihre Krankheit zu behandeln?

Grundsätzlich kann zwischen operativen und nichtoperativen Behandlungsverfahren unterschieden werden. Die nichtoperative Therapie wird auch als konservative Therapie bezeichnet. Hierzu gehören z.b. die Manuelle Therapie, Krankengymnastik, Rückenschule, physikalische Therapie oder Massage.

Die hinsichtlich des technischen Aufwandes oft spektakulären operativen Eingriffe rufen immer wieder viel Aufmerksamkeit in der Öffentlichkeit hervor und erwecken Hoffnung auf Heilung bei Patienten und Ärzten. Diese Hoffnung hat sich in vielen Fällen nicht erfüllt. Die Beschwerden wurden durch die Operation nicht besser, oder was noch schwerer wiegt, sogar schlimmer. Diesem Umstand ist es zuzuschreiben, daß die nichtoperativen Verfahren, insbesondere die Manuelle Medizin, in den letzten Jahren immer mehr ins Blickfeld gerückt sind.

Außerdem wissen wir bereits, daß operativ nicht erfolgreich behandelbare Veränderungen von Gelenken, Muskulatur und Bändern am häufigsten für Rückenbeschwerden verantwortlich sind. Bandscheibenvorfälle, Wirbelkörperentzündungen, Wirbelgleiten etc., die wiederum einer operativen Behandlung zugänglich wären, finden sich als wirklich für den Schmerz verantwortliche

Ursache viel seltener. Gemessen an der Gesamtzahl der Rückenpatienten ist also eine operative Behandlung nur bei einem Bruchteil erforderlich bzw. erfolgversprechend.

Der Ausbildung und Erfahrung des Arztes obliegt es, die richtige Diagnose zu stellen und die im Einzelfall am besten geeignete Behandlungsform zu wählen. Auch wenn bei den Orthopäden zunehmend eine Spezialisierung entweder auf operative oder konservative Verfahren zu beobachten ist, muß der überwiegend konservativ tätige Arzt auch mit dem Spektrum operativer Möglichkeiten vertraut sein. Umgekehrt muß der vorwiegend operierende Arzt beurteilen können, ob durch konservative Behandlungsmethoden eine Operation vermieden werden kann oder ob sie nicht sogar zu einem besseren Ergebnis führen.

Undifferenzierte Äußerungen über die Wertigkeit einzelner Methoden »Bloß nie operieren« oder »Mit der neuen Operationsmethode wird man jahrelange Schmerzen sofort los« erwecken unerfüllbare Erwartungen und führen im schlimmsten Fall zur ungünstigen Beeinflussung der Krankheit. Die allgemeine Schlußfolgerung, operative Behandlung sei immer schädigend und konservative Therapie nicht schädigend, ist jedoch unzutreffend. Es gibt sehr schonende, wenig eingreifende Operationsverfahren, die den Patienten nur wenig belasten. Umgekehrt können konservative Behandlungsverfahren, wenn auch selten, zu Komplikationen führen.

Ob operativ oder konservativ behandelt wird, hängt auch nicht immer von der Schwere des zugrundeliegenden Befundes ab. Wissenschaftliche Untersuchungen zeigen, daß sich auch ausgedehnte Bandscheibenvorfälle mit entsprechenden Beschwerden und Funktionsausfällen häufig unter konservativer Therapie wieder zurückbilden. Selbst Wirbelkörperbrüche oder Entzündungen können in vielen Fällen ohne operative Behandlung zur Ausheilung gebracht werden.

Im Einzelfall muß immer wieder über Sinn und Erfolgsaussicht operativer oder konservativer Behandlungsmethoden entschieden werden. Dabei müßen eine Fülle medizinischer und psychosozialer Faktoren Berücksichtigung finden.

Wir haben bereits das im Einzelfall komplexe Ursachengefüge, das zum Kreuz- oder Kreuzbeinschmerz führt, kennengelernt. Viele Faktoren wie Fehlhaltung, körperliche Belastung, Bewegungsarmut oder rückenbelastende Bewegungsabläufe durch Beruf oder Freizeit, die zu muskel,- band- oder gelenkbedingten Schmerzen führen oder auch seelische oder soziale Ursachen können durch eine Operation nicht beseitigt, häufig aber sogar verschlimmert werden. Deshalb müssen sämtliche für das Krankheitsbild verantwortliche Ursachen sorgfältig analysiert werden. Prüft man z. B. bei einem Rückenpatienten mit einem Bandscheibenvorfall den möglichen Erfolg einer operativen Behandlung, so muß genau ermittelt werden, welchen Anteil der Bandscheibenvorfall am gesamten Beschwerdebild wirklich hat. Sonst besteht die Gefahr, einem vordergründigen Befund regelrecht aufzusitzen. Zurück bleibt der Patient zwar ohne Bandscheibenvorfall, aber mit unverminderten oder schlimmeren Beschwerden. Bei den meisten Rückenpatienten wird der therapeutische Aufwand also von den Beschwerden des Patienten bestimmt und nicht von Veränderungen, die bei der Computer- oder Kernspintomographie oder anderen High-Tech-Verfahren festgestellt werden.

> Für die Entscheidung über operative oder konservative Behandlung sind in der Regel die Beschwerden des Patienten ausschlaggebend.

Die konservative, nichtoperative Behandlung

Allgemeines

Konservative Verfahren umfaßen nicht nur die Behandlung im akuten Krankheitsstadium, sondern dienen auch der Rehabilitation und Prävention. Es geht also nicht nur um Beseitigung akuter Schmerzen, sondern auch um die oft längerdauernde Behandlung, die der Ausschaltung ursächlicher Faktoren und der Vorbeugung dient.

Das Spektrum der Behandlungsmethoden ist unüberschaubar. Die spezielle Auswahl hängt von der persönlichen Erfahrung des behandelnden Arztes, dem Therapieangebot vor Ort, aber auch zunehmend von den wirtschaftlichen Rahmenbedingungen des Gesundheitssystems ab. Gerade die Behandlungskosten in Zeiten von Gesundheitsreform, Kostenreduzierung und Vorgabe fester Budgets rücken immer mehr in den Vordergrund.

Das Gespräch mit dem Patienten und seine Beratung sind ein wirkungsvoller und kostengünstiger Bestandteil bei der Planung der nichtoperativen Behandlung. Angesichts des Kostendruckes sollte man sich wieder einfacher, aber nicht weniger wirkungsvoller Methoden erinnern: Eiswürfel aus dem Eisfach statt Kältespray, Cold-packs oder Kältegeräte, ein Heizkissen oder auch ein warmes Bad statt Fangopackung führen meist zum gleichen Ergebnis.

In einigen Fällen läßt sich das wirksamste Behandlungskonzept erst durch Probebehandlung mit unterschiedlichen Methoden bzw. durch Kombination einzelner Methoden festlegen.

Behandlung im Team

Das komplizierte Ursachengefüge beim Rückenpatienten und die Vielzahl von Behandlungsmethoden machen es sinnvoll, neben dem Arzt andere Therapeuten miteinzubeziehen. So sind Krankengymnasten/Physiotherapeuten, Masseure/medizinische Bademeister, Ergotherapeuten, Sportlehrer und Psychologen wichtige Partner des Arztes (Abb. 30). Um ein Nebeneinander oder im schlimmsten Fall konkurrierendes Gegeneinander verschiedener Therapeuten zu verhindern, ist die Kommunikation untereinander der wichtigste Pfeiler einer im Sinne des Patienten erfolgreichen Zusammenarbeit. Bei besonderen Fragestellungen ist die persönliche bzw. telefonische Besprechung zwischen Arzt und anderen Therapeuten erforderlich.

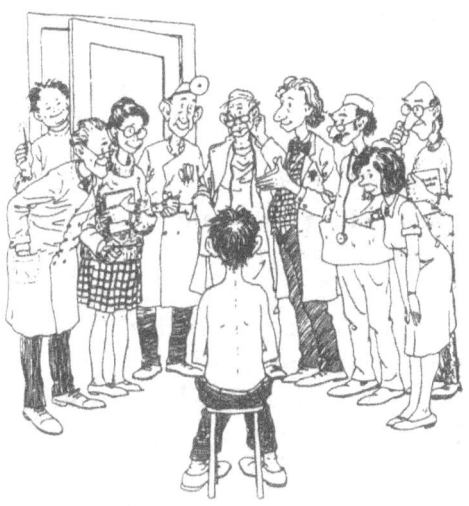

Abb. 30. Teamarbeit ist eine wichtige Voraussetzung zur erfolgreichen Behandlung des Kreuzschmerzes.

Sind in Untersuchung und Behandlung mehrere Therapeuten eingebunden, haben sich sogenannte Schmerzkonferenzen bewährt. Es handelt sich um regelmäßige Zusammentreffen von Ärzten verschiedener Disziplinen, aber auch von nichtärztlichen Therapeuten, die in die Behandlung eines Patienten eingebunden sind. Der Sinn dieser Konferenzen liegt in der gemeinsamen Besprechung von Krankengeschichten. Dabei werden Untersuchungsergebnisse ausgetauscht, weitere Möglichkeiten zur Diagnosefindung erörtert und erforderliche Behandlungsverfahren koordiniert.

Die Zusammenarbeit verschiedener Disziplinen und Therapeuten hat sich bei der Behandlung des Kreuzschmerzes bewährt.

Krankengymnastik

Neben der unüberschaubaren Zahl von passiven Verfahren, wie Massage, Wärme- oder Elektrotherapie, die allenfalls im akuten Schmerzstadium allein zur Anwendung kommen sollten, müssen im weiteren Verlauf der Behandlung diese dann jedoch immer mit Krankengymnastik als aktive Therapie kombiniert werden.

In der Krankengymnastik lernt der Patient, einen größeren Teil seiner Muskulatur zu aktivieren und ökonomischer einzusetzen. Nach einigen Wochen gezielten Trainings werden die Muskelfasern größer, und die Muskelfunktion wird insgesamt gesteigert.

Zur Charakterisierung der körperlichen Leistungsfähigkeit werden die motorischen Grundeigenschaften Kraft, Ausdauer, Schnelligkeit, Beweglichkeit und Koordination herangezogen. Ausdauertraining bewirkt eine Aktivierung des Muskelstoffwechsels. Dadurch ermüdet der Muskel langsamer, ist belastbarer und weniger verletzungsanfällig. Inaktivität, Bewegungsarmut oder Trainingsunterbrechung hingegen können schon nach weniger als einer Woche zur Abnahme der Leistungsfähigkeit führen und den zuvor erzielten Trainingseffekt wieder zunichte machen.

Auch Bänder und Sehnen verlieren durch Bewegungs- und Trainingsmangel nach kurzer Zeit ihre Funktions- und Belastungsfähigkeit.

Angemessenes Training wirkt sich auch positiv auf den Gelenkknorpel und die Knochenmasse aus. Diese Erkenntnisse versucht man bei der Behandlung von Arthrose (Gelenkverscheiß) und Osteoporose (Knochenschwund) zu nutzen.

> Die Krankengymnastik ist ein zentraler Pfeiler der konservativen Kreuzschmerztherapie.

Manuelle Medizin

Die Manuelle Medizin befaßt sich mit der Erkennung (= manuelle Diagnostik) und Therapie (= manuelle Therapie) schmerzhafter Funktionsstörungen des Bewegungsapparates. In ähnlicher Weise werden auch die Begriffe Chirodiagnostik und Chirotherapie verwendet.

Der Begriff manuell (lat. manus = die Hand) unterstreicht die Bedeutung der Hände als wichtiges Werkzeug des Arztes bei Untersuchung und Behandlung.

Zunächst sucht der Manualtherapeut nach Ort und Art der Funktionsstörung, die für die Beschwerden des Patienten verantwortlich ist (Abb. 31). Ziel der manualmedizinischen Behandlung ist dann die Verbesserung der so diagnostizierten Gelenk-, Muskel- und Weichteilfunktionsstörung.

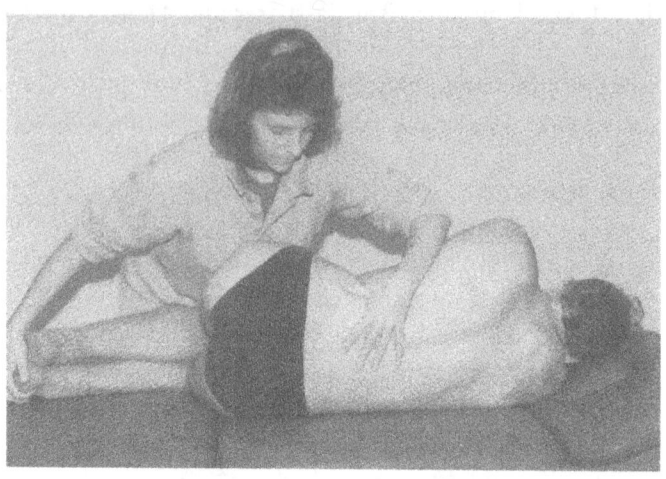

Abb. 31. Beispiel einer manual-medizinischen Untersuchung der Lendenwirbelsäule.

Welche Vorteile bietet nun die Manuelle Medizin?

Mit modernen apparativen bzw. bildgebenden Untersuchungsmethoden können zwar gut Verschleißerscheinungen an Gelenken, ein Bandscheibenvorfall, oder eine Wirbelkörperentzündung usw. dargestellt werden, die Folgen daraus, nämlich Bewegungseinschränkungen oder ein gestörter Bewegungsablauf, sind aber gerade an der Wirbelsäule nur unzureichend darstellbar. Das heißt, im exakten Auffinden und Behandeln dieser Funktionsstörungen liegt der Vorteil der Manuellen Medizin.

Eine schmerzhafte Funktionsstörung z. B. eines Wirbelbogengelenkes geht in der Regel mit einer Abweichung von der normalen Bewegungsfähigkeit (Bewegungsspiel) einher. Dabei kann das Bewegungsspiel sowohl vermindert als auch vermehrt sein. Ist das Bewegungsspiel nur vorübergehend (= reversibel) vermindert, wird auch von einer Gelenkblockierung gesprochen. Eine vorübergehende Bewegungseinschränkung ist mit einer klemmenden Schublade vergleichbar, die eigentlich nicht kaputt ist. Wenn man einige Male an ihr »rüttelt« oder zieht, funktioniert sie wieder normal. Im Gegensatz dazu tritt eine endgültige Bewegungseinschränkung z.B. bei Zerstörung des Gelenkes durch Entzündung oder operative Versteifung ein.

Der *Hexenschuß* ist wohl das bekannteste Krankheitsbild, das durch eine vorübergehende Bewegungsstörung von Wirbelbogengelenken verursacht werden kann. Schlagartig, wie aus heiterem Himmel, verspürt der Patient heftigen Kreuzschmerz, der manchmal zur völligen Bewegungsunfähigkeit führt. Nicht selten wird dafür »eine falsche Bewegung« oder »Zugluft« verantwortlich gemacht. Von der Gelenkstörung ausgehend, reagiert die Muskulatur mit starker schmerzhafter Verspannung. Soll die Beweglichkeit des Gelenkes mit manueller Therapie verbessert werden, müssen zunächst Ort und Art der Störung exakt diagnostiziert werden.

Die traditionelle körperliche Untersuchung erkennt zwar die Bewegungseinschränkung oder muskuläre Störung im allgemeinen, eine genaue Bestimmung des betroffenen Segmentes und der Art der Störung ist jedoch problematisch. Auch im Röntgenbild und selbst bei aufwendigsten bildgebenden Untersuchungsverfahren ist trotz der akuten und ausgeprägten Schmerzhaftigkeit in der Regel keine für die Behandlung verwertbare Veränderung erkennbar. Mit Hilfe manueller Diagnostik kann die relevante Störung jedoch sofort aufgespürt und oft auch sofort behandelt werden.

Die beschriebene Bewegungsstörung eines Wirbelbogengelenkeswird fälschlicherweise häufig als herausgesprungener Wirbel, als Wirbelverrenkung bezeichnet. Aus dieser fehlerhaften Vorstellung leitet sich auch der im Volksmund geprägte Name der bekanntesten Behandlungsmethode in der Manuellen Medizin ab: Das »Einrenken« eines Wirbels, in der Fachsprache als Manipulation bezeichnet, das vielfach sogar mit manueller Therapie gleichgesetzt wird. Da jedoch bei den entsprechenden Krankheitsbildern nichts ausgerenkt ist, wird vom Arzt auch nicht eingerenkt.

Die Manipulation ist eine komplizierte Behandlungstechnik, bei der vom Arzt mit Hilfe seiner Hände ein Impuls mit hoher Geschwindigkeit und kurzem Weg auf das gestörte Gelenk ausgeübt wird, um das Bewegungsspiel zu verbessern. Im übertragenen Sinne entspräche dies wieder dem Rütteln an der Schublade. Die Manipulation kann, muß aber nicht mit einem »knackendem« Geräusch einhergehen. Der Behandlungserfolg ist vom Auftreten eines »Knackgeräusches« nicht abhängig. Bei der Manipulation hat »Gewalt« nichts zu suchen, sie darf auch nur vom entsprechend ausgebildeten Arzt angewendet werden.

Die Manipulation ist nur eine unter vielen Möglichkeiten der manuellen Gelenkbehandlung, stellt nur einen kleinen Ausschnitt des manualmedizinischen Behandlungsspektrums dar und darf lediglich unter bestimmten Bedingungen zur Anwendung kommen.

Vor der Manipulation müssen andere Schmerzursachen zumindest durch ein Röntgenbild ausgeschlossen werden. In einigen Fällen kann die Manipulation erst verzögert durchgeführt werden, weil die erforderliche Behandlungsposition schmerzbedingt nicht eingenommen werden kann.Kommt es nach mehrfacher Behandlung immer wieder zum Auftreten der Beschwerden, muß die Anwendung kritisch überprüft werden. Bei chronischen Schmerzen ist die Manipulation, zumindest als alleinige Maßnahme, meistens ungeeignet. Hier sind fast immer begleitende Therapien zur Rehabilitation erforderlich.

Fallbeispiel

Herr P., ein 30jähriger Jurist, hat seit Jahren unregelmäßig auftretende Kreuzschmerzen, die besonders nach stundenlangem Aktenstudium am Schreibtisch oder nach längeren Autofahrten auftreten. Eigentlich verschwinden die Schmerzen immer von selbst, einen Arzt hat er deshalb noch nie aufgesucht. Eines morgens bückt er sich im Bad nach einem heruntergefallenen Handtuch. Beim Aufrichten verspürt er plötzlich einen messerstichartigen Schmerz im Kreuz. Herr P. kann sich kaum wieder aufrichten. Nur mit Hilfe seiner Frau und unter stärksten Beschwerden gelingt es ihm, sich anzuziehen. Gehen ist nur in leichter Beugung, Verdrehung und Neigung des Oberkörpers möglich. Nur in Ruhe beim Vermeiden jeglicher Bewegung läßt der Schmerz nach.

Der notfallmäßig aufgesuchte Orthopäde Dr. K. fragt nach Gefühlsstörungen oder Schwächegefühlen in den Beinen. Das hat Herr P. jedoch nicht bemerkt. Der Arzt stellt fest, daß der Rumpf beim Vorbeugen immer zur rechten Seite abweicht, beim Abtasten der Wirbelsäule fällt eine starke Verhärtung der Rückenmuskulatur in einem bestimmten Lendenwirbelsäulenabschnitt auf. Bei der speziellen segmentalen Tastuntersuchung ist die Wirbelsäulenbewegung gerade in diesem Abschnitt aufgehoben. Die Untersuchung der Nervenfunktion zeigt keine Irritation, keine Lähmung oder Gefühlsstörung beider Beine, genau wie es Herr P. beobachtet hatte. Auf dem Röntgenbild der Lendenwirbelsäule sieht Dr. K. zwar die schmerzbedingte Haltungsveränderung, darüber hinaus ist jedoch überhaupt keine krankhafte Veränderung erkennbar.

Herr P. wird auf einer Behandlungsliege gelagert und das bewegungsgeminderte Segment wird durch bestimmte Handgrifftechnik mobilisiert. Im Anschluß an die Behandlung ist der Schmerz deutlich gelindert, die Beweglichkeit gebessert. Nach einer gezielten Spritze in den Bereich des betroffenen Wirbelbogengelenkes löst sich der Muskelkrampf im Rücken noch weiter.

Zwei Tage später sind alle Beschwerden so gut wie verschwunden. Herr P. beschließt auf Anraten von Dr. K., nicht wieder zur Tagesordnung überzugehen. Eine erneute Untersuchung deckt Funktionsstörungen der Rücken-, Bekken- und Beinmuskulatur auf, die krankengymnastisch behandelt werden. Das Behandlungskonzept wird durch ein Verhaltenstraining in einer gezielt ausgewählten Rückenschule abgerundet.

In diesem Fall wird die Wichtigkeit von Vorgeschichte und körperlicher Untersuchung offenbar. Heftige Schmerzen finden hier kein entsprechendes Korrelat im Röntgenbild. Hätte man aus Verwunderung über fehlende röntgenologische Veränderungen eine Kernspintomographie veranlaßt, so wäre auch bei diesem High-Tech-Verfahren nichts Relevantes erkennbar gewesen.

Im Rahmen der Manuellen Medizin spielt auch die Behandlung der Muskulatur eine große Rolle. Allgemein werden Kraft, Ausdauer, Schnelligkeit, Beweglichkeit und Koordination trainiert. Es gibt Übungen zur Koordinationsverbesserung, zur Dehnung bzw. Mobilisierung und Stabilisierung. Auch die Rückenschule gehört dazu, wie wir noch hören werden.

Auf der Suche nach der Schmerzursache betrachtet die Manuelle Medizin nicht nur den Schmerzort, sondern der Bewegungapparat wird in seiner Gesamtheit hinsichtlich für die Beschwerden verantwortlicher Funktionsstörungen analysiert. Denn nicht immer da, wo die Beschwerden verspürt werden, ist, wie wir bereits wissen, auch ihre Ursache zu finden. Die Behandlung muß zwar den Schmerzort miteinbeziehen, im Vordergrund steht jedoch die Region oder Struktur, die wirklich ursächlich ist. Bei Beinschmerzen, verursacht durch eine Nervenwurzelirritation im Lendenwirbelsäulenbereich, behandeln wir ja auch vor allem die erkrankte Wirbelsäule und nicht das Bein als Schmerzort.

Neben der Behandlung der akut gestörten Weichteil-, Gelenk- und Muskelfunktion spielen nach Rückbildung der akuten Beschwerden auch Rehabilitation und Prävention eine entscheidende Rolle.

Der in manueller Therapie speziell ausgebildete Krankengymnast/Physiotherapeut ist auf dem Weg zum optimalen Behandlungsergebnis ein wichtiger Partner des Arztes. Im Rahmen der Krankengymnastik wird die vom Arzt eingeleitete Therapie fortgeführt oder vervollständigt. In anderen Fällen wird das Ergebnis stabilisiert.

Hinter dem Begriff Manuelle Medizin steht ein umfassendes diagnostisches und therapeutisches Konzept. Das bedeutet für die Diagnostik, daß, wenn nötig, alle modernen technischen und bildgebenden Verfahren herangezogen werden. Für die Behandlung heißt dies, daß sämtliche nichtoperative Verfahren mit einbezogen und miteinander kombinert werden. Manuelle Medizin hat nichts mit Alternativmedizin oder Handauflegen zu tun, sondern ist fester Bestandteil der Schulmedizin, insbesondere der konservativen Orthopädie. Seit vielen Jahren bestehen Lehraufträge an verschiedensten Universitäten. Mit der Akademie für Manuelle Medizin an der Westfälischen Wilhelms-Universität in Münster wurde in Trägerschaft der Bertelsmann Stiftung erstmals ein eigenes Universitätsinstitut zur Förderung der Manuellen Medizin gegründet.

> Manuelle Medizin steht für ein umfassendes diagnostisches und therapeutisches Konzept, das sich mit Schmerzen und Funktionsstörungen des Bewegungsapparates beschäftigt.

Injektionsbehandlung

In Kapitel 4 haben wir verschiedene Injektionstechniken bei der Diagnostik des Kreuzbeinschmerzes beschrieben. Diese Techniken sind jedoch auch wichtig bei der Behandlung von Kreuzschmerzpatienten.

Bei Kreuzschmerzpatienten stellt sich oft ein Teufelskreis ein. Beeinträchtigungen eines Wirbelgelenkes oder Rückenmarknervs lösen reflektorische Muskelverspannungen aus, die wiederum die Schmerzen verstärken. Dieser Kreislauf kann vom Patienten nicht mehr beeinflußt werden.

Durch die gezielte Injektion werden nun entweder die primäre Störung, also Wirbelgelenk oder Rückenmarknerv, und/oder die reflektorische Muskelverspannung ausgeschaltet. Dadurch wird der Teufelskreis durchbrochen. Zusätzlich wird das Ausmaß der Nervenirritation vermindert, oder wie der Chirurg Reischauer beschrieb: »Die örtliche Blockade am Ort der Wurzelirritation bewirkt, daß sich derselbe Nerv über denselben Ärger weniger ärgert«.

Alle für die Diagnose genannten Injektionstechniken werden auch für die Therapie eingesetzt (Ausnahme: Distensionstest der Bandscheibe). Zusätzlich bedient man sich noch der sog. paravertebralen und epiduralen Injektion. Die *paravertebrale Injektion* wird in die Wirbelsäulenmuskulatur und die Umgebung der Austrittslöcher des irritierten Rückenmarksnervs gegeben. Ort der *epiduralen Injektion* ist der die Rückenmarkstrukturen umgebende Raum zwischen Knochen- und Bandapparat, die den Spinalkanal bilden, und harter Hirnhaut. Dieser Raum kann entweder über das Kreuzbein von unten (sog. sakrale Überflutung) oder direkt über das Eingehen zwischen zwei Wirbelkörpern erreicht werden. Dabei sollen die Rückenmarknerven der Lendenwirbelsäule und des

Kreuzbeins zusammen umflutet werden. Diese Behandlungsform ist z. B. zur Bekämpfung akuter Nervenwurzelreizungen geeignet.

Das Prinzip der übrigen Infiltrationen ist wie bei der diagnostischen Anwendung beschrieben (s. Kap. 4). Da auf Röntgendurchleuchtung häufig verzichtet werden kann, können die Injektionen auch am sitzenden Patienten erfolgen. Die Injektionen enthalten neben lokalen Betäubungsmitteln auch schmerz- und entzündungshemmende Medikamente.

Die gezielte Infiltration dient nicht nur der Behandlung einzelner Schmerzpunkte, sondern auch der Unterbrechung von schmerzunterhaltenden Regelkreisen.

Schonung, Bettruhe

Ruhe und Inaktivität haben bei der Behandlung des Kreuzschmerzes in den meisten Fällen keinen Platz. Bei Ruhe und Schonung nimmt die Muskelmasse und der Stoffwechsel in den Muskelzellen ab. Die Folge sind geringere Belastbarkeit und weiter zunehmende Verletzungsgefahr.

Lediglich beim akuten Kreuzschmerz aufgrund einer frischen Muskelverletzung oder -zerrung helfen eine kurzzeitige, gezielte Schonung mit Ausschaltung der betroffenen Muskulatur oder sogar völlige Bettruhe, die Schmerzen zu lindern und die Heilung zu fördern.

Auch bei akuten Rücken-Bein-Schmerzen mit Nervenwurzelirritation, z. B. als Folge eines Bandscheibenvorfalls, ist Bettruhe für einige Tage ein geeignetes Behandlungsmittel.

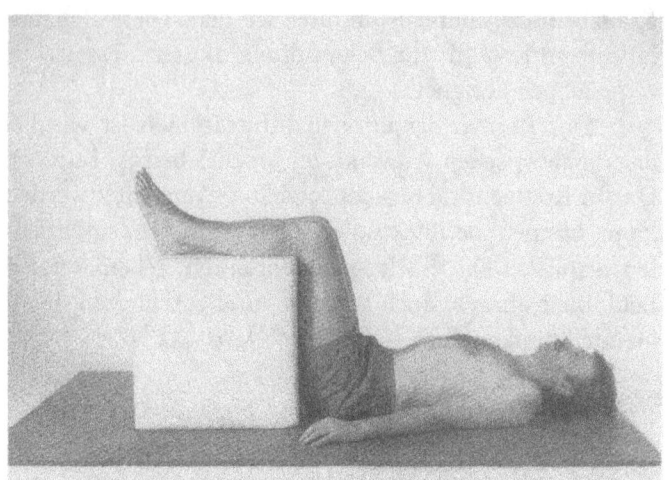

Abb. 32. Stufenbettlagerung.

In diesen Fällen wird die sogenannte Stufenlagerung mit rechtwinklig gebeugtem Hüft- und Kniegelenk bevorzugt (Abb. 32). In dieser Position werden die Bandscheiben nur geringfügig belastet und die Zwischenwirbellöcher als Austrittsstellen der Rückenmarknerven erweitert. Die Rumpfmuskulatur wird nicht beansprucht und kann sogar entspannen, was sich schmerzlindernd auswirkt. Diese Position nennt man deshalb auch Entlastungshaltung.

Von der Stufenlagerung kann abgewichen werden, wenn eine andere Position zur besseren Schmerzlinderung führt. Die Unterlage oder Matratze sollte fest, muß aber nicht hart sein. Durchgelegene Matratzen lassen sich durch ein Brett verstärken.

Auch wenn völlige Bettruhe notwendig ist, ist der Gang zur Toilette oder zum Waschen erlaubt. Bei Nervenwurzelreizung mit Gefühlsstörungen oder sogar beginnenden Lähmungen kann der Patient das Aufstehen nutzen, um den Verlauf seiner Krankheit zu kontrollieren: Der Zehen- oder Fersengang gibt Aufschluß über ein Fortschreiten der Funktionsausfälle.

Längere, mehrwöchige Bettruhe ist aber nur bei bestimmten Wirbelbrüchen oder Wirbelentzündungen sinnvoll.

Bettruhe sollte lediglich von kurzer Dauer sein und in der Regel nur beim akuten Kreuzschmerz zur Anwendung kommen.

Wärme und Kälte

Wärme und Kälte gehören zu den ältesten Therapieverfahren bei Erkrankungen des Bewegungsapparates und spielen besonders im Rahmen der Selbstbehandlung zu Hause eine unvermindert große Rolle. Heizkissen, Wärmflasche, Rotlicht oder heiße Badewanne gehören zum Standardrepertoire vieler Rückenschmerzpatienten.

Wärme führt zur Muskelentspannung und somit zur Linderung der spannungsbedingten Muskelschmerzen. Zusätzlich wird die Muskeldurchblutung verstärkt.

Auch Kälte führt in Abhängigkeit von der Intensität zur Schmerzlinderung und Veränderung der Muskelspannung und hat eine entzündungshemmende Wirkung. Bei Kälteanwendung muß einerseits auf eine ausreichend lange Anwendungsdauer geachtet werden, andererseits drohen bei unkontrollierter Anwendung auf der Haut örtliche Erfrierungen.

Die Reaktion des einzelnen Patienten auf Wärme- oder Kälte kann ganz unterschiedlich sein: Die Bandlung kann manchmal auch die Beschwerden verstärken und muß deshalb entsprechend angepaßt werden.

Massage

Die Massage gehört zu den ältesten physikalischen Verfahren überhaupt und ist als Behandlungsprinzip in allen Ländern und Kulturen verbreitet und beliebt. Es werden gezielt Druck- und Dehnungsreize auf Haut, Unterhaut, Bindegewebe und Muskulatur ausgeübt. Die Muskelspannung wird dadurch verringert und die lokale Durchblutung gesteigert.

Wie bei vielen anderen physikalischen Behandlungsmethoden sind die Wirkungsmechanismen im einzelnen jedoch nur schwer objektivierbar und umstritten.

Im Gegensatz zur Krankengymnastik mit aktiver Beteiligung des Patienten steht die Massage als typisches Beispiel für eine passive Behandlung.

Zur Unterstützung der von Hand gesetzten mechanischen Reize werden auch technische Hilfsmittel eingesetzt, z. B. bei der Stäbchen-, Bürsten- und Unterwasserdruckstrahlmassage.

Optimal ist der Einsatz der Massage in Verbindung mit aktiven Maßnahmen entweder als Vorbereitung oder im Anschluß an die Therapie.

> Wärme, Kälte und Massage sind einfache, aber häufig wirkungsvolle begleitende Behandlungsmaßnahmen.

Elektrotherapie

Die Elektrotherapie macht sich unterschiedliche Wirkungen des von außen angewendeten elektrischen Stromes zunutze. Der Strom erreicht den Körper dabei über Hautelektroden, aber auch in Verbindung mit einem Teil- oder Vollbad wie beim Stangerbad.

Hochfrequente Ströme, wie sie bei der sogenannten Mikro- und Kurzwellentherapie verwendet werden, führen fast ausschließlich zur Erwärmung des Gewebes. Sie werden deshalb eher der Wärme- als der Strombehandlung zugeordnet.

Beim Kreuzschmerzpatienten setzt man mittel- und niederfrequente Ströme ein, die die Schmerzen lindern und zur Muskelentspannung und Durchblutungsförderung beitragen. Ein Beispiel hierfür ist die Galvanisation oder *TENS-Behandlung* (Transkutane elektrische Nervenstimulation). Allgemein wird eine möglichst hohe Wirkung im Gewebe angestrebt, ohne die Haut durch den über die Elektroden eintretenden Strom zu sehr zu belasten. Die Besonderheit der TENS-Behandlung gegenüber den bekannten klassischen Verfahren besteht in Art und Dauer der Stromanwendung: Der Strom wird von einem am Körper unauffällig tragbaren Gerät erzeugt und über Hautelektroden weitergeleitet. Zum Erfolg ist die optimale Elektrodenplazierung im Bereich vorher ermittelter Schmerzpunkte über Probestimulationen von Bedeutung. Das tragbare Gerät ermöglicht es im Gegensatz zu Standgeräten in der Praxis oder Klinik den Strom über den Tag verteilt über längere Zeiträume wirken zu lassen.

Auch wenn TENS-Geräte heutzutage bereits über den Versandhauskatalog für jeden erhältlich sind, sollte die Anwendung nur nach vorheriger ärztlicher Untersuchung, Beratung und Geräteeinstellung erfolgen, um vermeidbaren Nebenwirkungen vorzubeugen.

> Auch die therapeutische Anwendung von Strom kann zur Schmerzlinderung und Muskelentspannung führen.

Die operative Behandlung

Eine Operation sollte nur dann in Frage kommen, wenn die Diagnose eindeutig ist, und eine konservative Behandlung die Beschwerden nicht wesentlich gebessert hat.

Operationsverfahren beim Bandscheibenvorfall

Bandscheibenoperationen sind die am häufigsten durchgeführten Wirbelsäulenoperationen, wenngleich ein operativer Eingriff insgesamt nur selten erforderlich ist.

In der Regel handelt es sich um Patienten mit länger andauernden Kreuz- oder Kreuzbeinschmerzen, bei denen eine konservative Behandlung nicht zur ausreichenden Linderung geführt hat und mittels bildgebender Verfahren, wie Computer- oder Kernspintomographie, ein relevanter Bandscheibenvorfall diagnostiziert wurde. Wissenschaftliche Studien zeigen, daß eine konservative Behandlung etwa 6 Wochen versucht werden sollte. In diesem Zeitraum kann bei der Mehrzahl der Patienten allein durch konservative Maßnahmen eine ausreichende Linderung erreicht werden, eine Operation ist dann nicht erforderlich.

Dieser Zeitraum kann nicht eingehalten werden, wenn unerträgliche, auch mit starken Schmerzmitteln nicht beherrschbare Schmerzen vorliegen, oder wenn plötzliche Lähmungen auftreten, die auf eine akute Verlagerung von Bandscheibengewebe mit Druck auf die hinter der Bandscheibe gelegenen Nervenstrukturen hinweisen. Als Folge davon kann beispielsweise der Fuß plötzlich nicht mehr gehoben oder gehalten werden, oder

Stuhl und Urin gehen ungewollt ab. Zusätzlich kann es zu Taubheit im Bereich von Gesäß und Geschlechtsteilen kommen. In diesen seltenen Situationen muß meistens sofort operiert werden, um eine Entlastung der Nervenstrukturen und ihre möglichst vollständige Erholung herbeizuführen. Dazu wird das vorgefallene Bandscheibengewebe entfernt. Liegen jedoch nur eine leichte Muskelschwäche oder Gefühlsstörungen an den Beinen vor, ist Operation in der Regel nicht erforderlich.

Ein Bandscheibenvorfall muß in der Regel entweder nach längerer konservativer Behandlung ohne Schmerzlinderung oder bei plötzlich entstehenden schwerwiegenden Lähmungen operiert werden.

Fallbeispiel
Bei der 43jährigen Chefsekretärin Frau H. entwickelt sich ein ähnliches Beschwerdebild wie im Fall der Krankenschwester Magdalene L. (siehe S. 36 f.). Obwohl bei ihr das gleiche Therapiekonzept eingeleitet wurde, kam es nach Ablauf von 6 Wochen zu keiner wesentlichen Besserung. Zwar hat sich die leichte Muskelschwäche deutlich gebessert, aber insbesondere die Beinschmerzen führen noch immer zu einer deutlichen Beeinträchtigung, besonders beim Sitzen.
Frau H. wird nun zur Abklärung einer operativen Behandlung in eine Fachklinik eingewiesen.
Die Kernspintomographie bei Frau H. zeigt einen kleineren Bandscheibenvorfall, eine Disco-CT zeigt einen Bandscheibenvorfall in Form eines Sequesters. Damit kommt zur operativen Behandlung nur eine herkömmliche Operation in Frage. Nach der Operation ist Frau H. beschwerdefrei und kann nach einer Rehabilitationsphase von 6 Wochen ihre Arbeit wieder aufnehmen.

Die Operationsverfahren sind insbesondere in den letzten 10 Jahren sehr vielfältig geworden. Bis in die 60er Jahre war eine Operation nur über einen größeren Hautschnitt in Vollnarkose möglich, heute gibt es eine Vielzahl anderer, weniger eingreifende Operationsmethoden, die sogar unter örtlicher Betäubung durchgeführt werden können. Wir sprechen auch von minimal invasiven Verfahren. Hierzu zählen die Chemonukleolyse (Bandscheibenverflüssigung), die automatisierte perkutane Diskektomie (Bandscheibenabsaugung) und schließlich die Lasertherapie (Bandscheibenschrumpfung).

Trotz dieser Entwicklung kann längst nicht jeder Bandscheibenvorfall minimal invasiv operiert werden. Als grobe Faustregel gilt, je größer der Vorfall um so wahrscheinlicher, daß nur die herkömmliche Bandscheibenoperation erfolgreich eingesetzt werden kann. Die meisten Bandscheibenvorfälle müssen demnach auch heute noch in herkömmlicher Technik operiert werden.

Die herkömmliche Bandscheibenoperation

Früher wurde über einen etwa 5 cm langen Hautschnitt der Spinalkanal im betroffenen Bewegungssegment von hinten eröffnet. Das Rückenmark wurde zur Seite gehalten, um die betroffene Bandscheibe und den Bandscheibenvorfall sehen zu können. Zur besseren Übersicht mußte häufig ein Teil des knöchernen Wirbelbogens mit entfernt werden.

Nachteilig war, daß etliche Patienten trotz korrekt ausgeführter Operation Schmerzen entwickelten, die sogar schlimmer als vor der Operation sein konnten. Häufige Ursachen sind Narbenbildung und Lockerung des operierten Segmentes. Wir sprechen dann vom Syndrom der fehlgeschlagenen Bandscheibenoperation bzw. Postdiskotomiesyndrom.

Es wird vermutet, daß insbesondere Narbengewebe, das sich durch die Operation des Bandscheibenvorfalles bildet, zur erneuten Nervenwurzelreizung führt. Der Schmerz entsteht dabei durch Zug an den betroffenen

Nervenstrukturen bei jeder Bewegung und ist dann schwierig zu behandeln. Eine operative Entfernung des Narbengewebes ist meistens erfolglos, da erneute und eventuell sogar verstärkte Narbenbildung die Folge ist. Diese Patienten werden häufig Frührentner.

Die Bandscheibenverflüssigung (Chemonukleolyse)

Anfang der 60er Jahre wurde eine Behandlungsmethode entwickelt, die die bei der herkömmlichen Bandscheibenoperation gefürchtete Narbenbildung verhindern sollte.

Es handelt sich um die Chemonukleolyse oder Bandscheibenverflüssigung. Sie war die erste unter den sogenannten minimal invasiven Therapieverfahren.

Bei der Chemonukleolyse wird Chymopapain, ein aus tropischen Bäumen gewonnenes knorpelerweichendes Extrakt, in die Bandscheibe eingespritzt, die ja von überwiegend knorpliger Struktur ist.

Die Behandlung wird dabei in gleicher Weise wie die bereits beschriebene Diskographie unter örtlicher Betäubung durchgeführt (s. Kap. 4). Statt des Kontrastmittels wird das knorpelerweichende Medikament in die Bandscheibe gespritzt. Das hat im Wirkungsbereich des Medikamentes eine Austrocknung und Schrumpfung des Gewebes zur Folge. Dadurch soll der Bandscheibenvorfall zurückgebildet und der Nerv entlastet werden.

In den ersten Tagen und Wochen nach dem Eingriff können Kreuzschmerzen entstehen, die auf die Injektion des Medikaments zurückzuführen sind. Selten werden allergische Reaktionen auf das Chymopapain beobachtet, die eine Vorbehandlung mit antiallergischen Medikamenten und eine strenge Überwachung nach der Therapie erfordern.

Die Bandscheibenabsaugung (perkutane Diskektomie)

Die Bandscheibenabsaugung ist eine später entwikkelte, minimal invasive Operationsmethode. Dabei wird der gleiche Zugang zur Bandscheibe gewählt wie bei Diskographie und Chemonukleolyse. Unter örtlicher Betäubung und mit Hilfe der Röntgendurchleuchtung wird ein wenige Millimeter dickes Röhrchen oder ein automatisches Absauggerät bis in die Bandscheibe vorgeschoben. Über das Röhrchen kann eine noch dünnere Faßzange eingeführt und damit Bandscheibengewebe entfernt werden. (sog. nichtautomatisierte perkutane Diskektomie). Bei der automatisierten perkutanen Diskektomie, sog. Absaugung, verbleibt das Absauggerät während des gesamten Eingriffs in der Bandscheibe und entfernt das Bandscheibengewebe automatisch durch Saugen und Schneiden (Abb. 33).

Die Bandscheibenschrumpfung (Lasertherapie)

Das neueste minimal invasive Behandlungsverfahren zur Behandlung eines Bandscheibenvorfalles ist die Lasertherapie. Der Zugangsweg zur Bandscheibe ist genauso wie bei den anderen minimal invasiven Verfahren, und auch bei der Lasertherapie ist örtliche Betäubung ausreichend. Unter Röntgendurchleuchtung wird eine Nadel bis in die Bandscheibe vorgeschoben, durch die Nadel wird dann eine sehr dünne Laserfaser eingeführt.

Die Anwendung von Laserstrahlen führt über die verabreichte Energie zur Schrumpfung der Bandscheibe und entsprechend zur Rückbildung des Bandscheibenvorfalls. Trotz der hohen Technisierung und der Faszination, die vom Begriff »Laser« ausgeht, ist auch die Lasertherapie nur in ganz bestimmten Fällen erfolgversprechend und auch nicht generell den anderen minimal invasiven Verfahren überlegen.

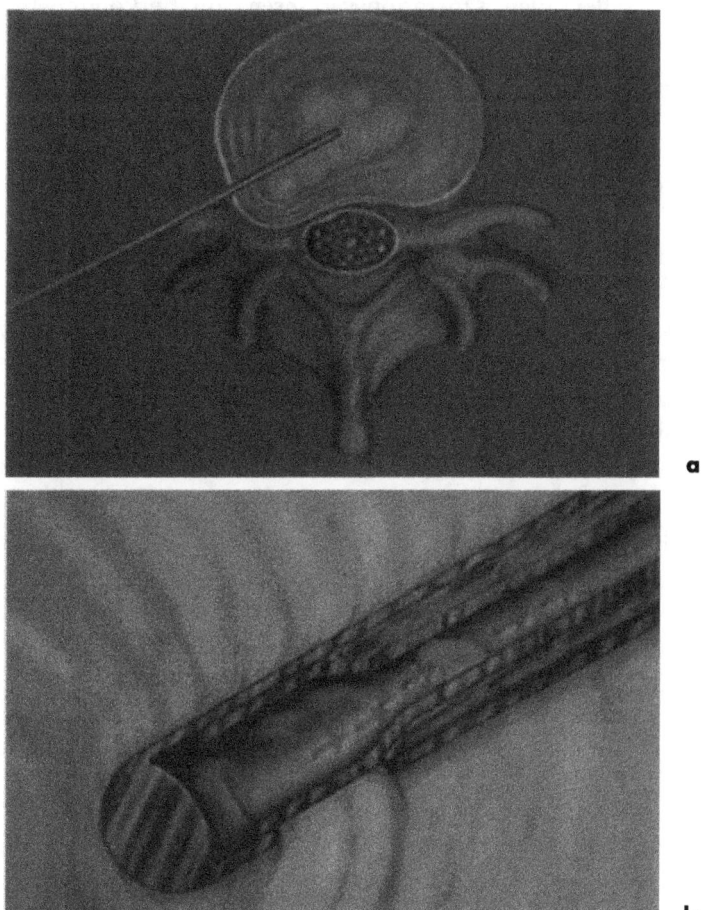

Abb. 33. a Schematische Darstellung eines Bandscheibenvorfalles im Querschnittsbild. Beachte die Lage des Absauggerätes unter Umgehung des Wirbelkanals. **b** Absaugen von Bandscheibengewebe im Saugschnittverfahren.

Bei allen Operationsverfahren, ob herkömmlich oder minimal invasiv, wird lediglich ein Teil und nicht etwa die gesamte Bandscheibe entfernt. Der größte Teil der Bandscheibe bleibt erhalten und kann später auch zu einem erneuten Vorfall führen. Sie wird deshalb nicht vollständig entfernt, weil dann eine deutlich verstärkte Instabilität des entsprechenden Wirbelsäulensegmentes zu befürchten wäre, verbunden mit starken Beschwerden.

Als wichtige Komplikationen einer Bandscheibenoperation und mögliche Quelle nach der Operation auftretender Beschwerden sind Narbenbildung und Instabilität des operierten Segmentes zu nennen. Trotz strenger Sterilität im Operationssaal kann es bei der Operation zusätzlich zur eitrigen Entzündung der Bandscheibe oder der angrenzenden Wirbelkörper kommen, wir sprechen dann von der *Spondylodiszitis* (Abb. 15).

Außer der herkömmlichen Bandscheibenoperation gibt es mehrere weniger eingreifende (minimal invasive) Operationsverfahren, die jedoch bei den meisten Bandscheibenvorfällen aufgrund der Größe und Art des Vorfalls nicht eingesetzt werden können.

Die erfolglose Bandscheibenoperation (Postdiskotomiesyndrom)

Trotz einwandfreier Technik des Operateurs und fehlenden Komplikationen im Operationsverlauf, führt nicht jede Bandscheiben- oder Entlastungsoperation (Dekompression) zum angestrebten Erfolg. Einige Patienten beklagen nach der Operation unverminderte oder noch stärkere Beschwerden als vor der Operation. Die Verschlimmerung betrifft meistens den Rücken- oder Rükkenbeinschmerz und Gefühlsstörungen der Beine, also Taubheits- oder Kribbelgefühle.

Die Verschlimmerung kann sich direkt im Anschluß an die Operation, aber auch verzögert nach einem beschwerdefreien oder beschwerdearmen Zeitabschnitt einstellen.

Wir sprechen von der fehlgeschlagenen Bandscheibenoperation oder vom Postdiskotomiesyndrom (engl.: failed back surgery syndrome). Der englische Begriff bringt zum Ausdruck, daß dieses Problem nicht auf Bandscheibenoperationen beschränkt ist, sondern prinzipiell nach jedem Wirbelsäuleneingriff auftreten kann.

Die exakte Ursache ist bis heute noch nicht bekannt. Man vermutet, daß Narbenbildung, die zwangsläufig nach einer Operation im Bereich der operierten Nervenwurzeln auftritt und eine Lockerung des operierten Wirbelsäulenabschnittes von Bedeutung sind. Die dem Narbengewebe benachbarten Nervenwurzeln werden vom Narbengewebe oft regelrecht eingemauert, so daß jede Bewegung zu ihrer Irritation führen kann. Die Tatsache, daß nur etwa 10 % der bandscheibenoperierten Patienten ein Postdiskotomiesyndrom entwickeln, obwohl ja bei jedem Patient mit herkömmlicher Bandscheibenoperation mit der Bildung von Narbengewebe gerechnet werden muß, ist letztendlich ebenfalls unklar.

Das Postdiskotomiesyndrom hat die Entwicklung sogenannter minimal invasiver Bandscheibenoperationen gefördert. Der Vorteil dieser Verfahren liegt im geänderten Zugang zur Bandscheibe. Sowohl die Nadel bei der Chemonukleolyse oder beim Laser, als auch das Gerät zur Bandscheibenabsaugung werden über einen Zugang seitlich des Wirbelkanals in die Bandscheibe geführt (Abb. 33). Der Wirbelkanal selbst bleibt unberührt, das heißt im Wirbelkanal kann sich auch kein Narbengewebe entwickeln. Es stellt sich natürlich automatisch die Frage, warum dann nicht ausschließlich die minimal invasiven Verfahren zur Anwendung kommen. Leider sind diese Techniken nur bei ganz bestimmten Bandscheibenvorfällen erfolgversprechend.

Hat sich das Postdiskotomiesyndrom erst einmal entwickelt, ist die Behandlung schwierig. Manche Patienten werden anschließend 4-, 5- oder 6mal nachoperiert. Man versucht das Narbengewebe zu entfernen und die vom Narbengewebe eingemauerte Nervenwurzel freizulegen (sog. Neurolyse). Es ist jedoch nahezu unmöglich, das Narbengewebe zu entfernen, ohne die Nervenwurzel zu schädigen. Außerdem führt die erneute Operation natürlich wiederum zu Narbengewebe. Hier entwickelt sich ein Teufelskreis. Nicht selten wird dann die operative Versteifung des betroffenen Wirbelsäulenabschnittes angestrebt (Spondylodese), um über die Ruhigstellung eine Beschwerdelinderung zu erreichen. Das Ziel wird jedoch häufig nicht erreicht. Tritt keine Besserung auf, bleibt der Patient oft arbeitsunfähig, und es droht ihm die Frührente!

Die Wirbelbogengelenkverödung (Facettenkoagulation)

Patienten, bei denen Funktionsstörungen der Wirbelbogengelenke im Vordergrund stehen, beklagen oft Kreuz- oder Kreuzbeinschmerzen, wobei der Beinschmerz meistens nur in Gesäß oder Oberschenkel ausstrahlt. Die Schmerzen sind meist lageabhängig und werden oft durch Hohlkreuzbildung beim Sitzen, Stehen oder in Bauchlage auf einer weichen Unterlage verstärkt. Ausfallserscheinungen mit Lähmungen oder Gefühlsstörungen sind die Ausnahme.

Bei entsprechenden körperlichen Untersuchungsbefunden, Verschleißzeichen der Wirbelbogengelenke im

Röntgenbild und Verschwinden der Schmerzen nach einer Facetteninfiltration (s. Kap. 4) wird auch vom Facettensyndrom gesprochen. Die Behandlung ist fast immer konservativ. In wenigen Fällen wird eine operative Behandlung, die sog. Facettenkoagulation, in Erwägung gezogen.

Hierbei wird durch die Haut eine spezielle Nadel unter Röntgendurchleuchtung bis zu den kleinen Wirbelgelenken vorgeschoben. Die Nadel ist mit Ausnahme ihrer Spitze elektrisch isoliert. Bei korrekter Lage wird Strom über die Nadel eingeleitet. Dadurch sollen die Nerven, die für die Schmerzleitung aus den Wirbelbogengelenken verantwortlich sind, verödet oder funktionsunfähig gemacht werden. Man spricht auch von Denervierung.

Bei Kreuzschmerzen, die von den Wirbelbogengelenken verursacht werden, kann in Ausnahmefällen eine Verödung der Gelenke durchgeführt werden.

Die Entlastungsoperation (Dekompression)

Kann die Irritation oder Kompression von Rückenmark und Rückenmarknerven durch eine knöcherne Verengung des Rückenmarkkanals (Spinalkanalstenose) konservativ nicht erfolgreich behandelt werden, muß operativ entlastet, *dekomprimiert*, werden. Die durch die Einengung verursachten Beschwerden treten besonders nach längerem Gehen und Stehen auf oder werden dadurch verstärkt. Der Nachweis gelingt am besten mit Hilfe der Computertomographie, die die knöcherne Verengung im Querschnittsbild darstellt. Bei der Operation wird der die Einengung verursachende Knochen, der zur Kompression oder Irritation der Nervenstrukturen führt, entfernt. Wenn dabei soviel Knochen entfernt wird, daß die Stabilität des operierten Wirbelsäulenabschnittes gefährdet ist, muß gleichzeitig eine operative Versteifung dieses Abschnittes erfolgen.

- Die Entlastungsoperation dient der Erweiterung des eingeengten Rückenmarkkanales.

Die Versteifungsoperation (Spondylodese)

Gelockerte Bewegungssegmente der Wirbelsäule können Schmerzen hervorrufen. Ursachen hierfür können sein:

- Verschleiß der Bandscheiben
- Instabilität nach fehlgeschlagener Bandscheibenoperation
- Knochenspaltbildung im Bereich der Wirbelbogengelenke (Spondylolyse). Diese Unterbrechung der knöchernen Verbindung kann zu schmerzhaftem Wirbelgleiten (Spondylolisthese) führen. Das Gleiten der Wirbel gegeneinander kann neben den Schmerzen auch eine Störung von Nervenwurzeln oder Rückenmark verursachen (Abb. 34).

Eine operative Versteifung kommt dann in Frage, wenn die Schmerzen unerträglich sind und alle nichtoperativen Maßnahmen ausreichend lang versucht wurden. Außerdem muß eindeutig klar sein, daß der zu versteifende Wirbelsäulenabschnitt auch wirklich für das Beschwerdebild verantwortlich ist.

Warum diese Zurückhaltung? Zunächst einmal ist der Eingriff irreversibel, das heißt eine normale Beweglichkeit läßt sich nie wieder herstellen. Wir werden noch

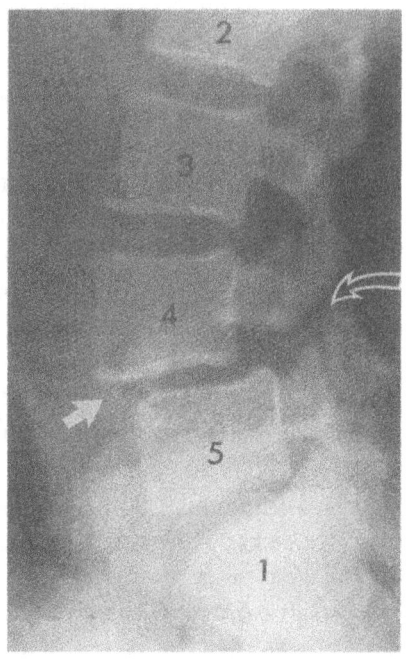

Abb. 34. Wirbelgleiten im seitlichen Röntgenbild. Die Lendenwirbelkörper sind mit 2 bis 5, das Kreuzbein ist mit 1 gekennzeichnet. Beachte die Unterbrechung der vorderen Wirbelkörperbegrenzungslinie zwischen 4. und 5. Wirbelkörper als Zeichen des Gleitens (Spondylolisthese; geschlossener Pfeil). Die knöcherne Verbindung zwischen den Wirbelbogengelenken ist unterbrochen (Spondylolyse; offener Pfeil).

sehen, daß die operative Versteifung einen großen Eingriff erfordert, bei der unter Umständen die Wirbelsäule sowohl von hinten als auch von vorn über den Bauch operiert werden muß, um die gewünschte Stabilität zu erzielen. Dabei können schwerwiegende Komplikationen bis hin zur allerdings seltenen Querschnittlähmung auftreten.

Wenn die Versteifung eingetreten ist und die Beschwerden wirklich nachlassen, kann es früher oder später zur Überlastung der nichtversteiften angrenzenden Wirbelsäulenabschnitte kommen. Erneute, unter Umständen noch heftigere Beschwerden sind die Folge. Eine erneute, noch ausgedehntere Versteifungsoperation kommt dann in der Regel nicht mehr in Betracht.

Hinzu kommt auch, daß die Nachbarsegmente fast immer auch von den Verschleißprozessen mitbetroffen sind und die nach der Versteifung auftretende Mehrbelastung überhaupt nicht mehr bewältigen können.

Versteifungsoperationen bei Wirbelgleiten betreffen in der Regel wesentlich jüngere Patienten. Wenn Nervenstörungen die Operation erforderlich machen, kann dieser Eingriff bereits bei Jugendlichen oder Kindern notwendig sein. In diesen Fällen kann man hinsichtlich Beschwerdefreiheit und Rückbildung von Nervenstörungen oft viel bessere Ergebnisse als bei verschleißbedingter Instabilität bzw. fehlgeschlagener Bandscheibenoperation (Postdiskotomiesyndrom) beobachten.

Wie versucht man nun, die zu versteifenden Segmente zu ermitteln?

Zunächst kann man versuchen, die Bewegungsmöglichkeit eines bestimmten Wirbelsäulenabschnittes von außen zu verringern und die mögliche Beeinflussung der Beschwerden zu beobachten. Das kann durch ein Korsett bzw. Mieder oder einfacher durch einen vorübergehenden Rumpfgipsverband erfolgen. Man kann auch bestimmte Segmente mit Hilfe gezielter Infiltrationen (vgl. Kap. 4) betäuben.

Manchmal werden im Rahmen einer Operation von außen Metallstäbe in die verdächtigen Segmente eingebracht, die eine vorübergehende Versteifung in unterschiedlicher Beugung oder Streckung des Segmentes bewirken sollen. Die Stäbe werden dazu durch die Haut ausgeleitet und können sogar unterschiedlich eingestellt werden. Je nach Untersuchungsergebnis kann dann entweder die endgültige Versteifungsoperation angeschlossen werden, oder das Metall kann relativ leicht wieder entfernt werden.

Wie funktioniert die Versteifungsoperation? Allgemein werden ein oder mehrere Segmente unbeweglich

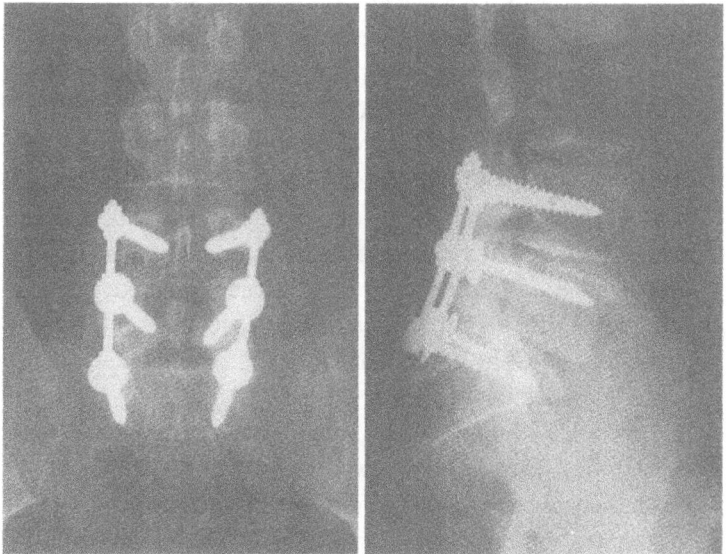

Abb. 35. a und b Versteifungsoperation im Übergang zwischen Lendenwirbelsäule und Kreuzbein. Röntgenbild von vorn (**a**) und von der Seite (**b**). Beachte die Schrauben an beiden Seiten jedes Wirbelkörpers und die Verbindung über Metallstäbe.

gemacht. Wie bereits beschrieben, sind die Wirbelbogengelenke für die Beweglichkeit eines Segmentes von besonderer Bedeutung. Wie bei jedem anderen Gelenk kann die Beweglichkeit aufgehoben werden, indem die Gelenkflächen vom Knorpel befreit und aufeinander gelegt werden, um sie anschließend verknöchern zu lassen. Um die Verknöcherung zu fördern, kann zusätzlicher Knochen, der bei der Operation gleichzeitig aus dem Beckenkammknochen des Patienten entnommen wird, angelagert werden.

Bis zur vollständigen Verknöcherung können Monate vergehen. Um sie nicht durch Bewegungen von außen zu stören, muß eine Ruhigstellung des entsprechenden Abschnittes wie bei der Behandlung eines Knochenbruchs erfolgen. Dies wurde früher bevorzugt durch längere Bettruhe nach der Operation im Gipsbett oder mit Korsett gewährleistet. Heutzutage wird im allgemeinen für die Dauer der erforderlichen Ruhigstellung ein stabiles Metallimplantat in die Wirbelsäule eingebracht, das aber nicht unbedingt wieder entfernt werden muß (Abb. 35). Dadurch kann der operierte Patient in der Regel bald nach der Operation wieder aufstehen. Zur zusätzlichen Sicherheit dient in der Regel ein Mieder oder Plastikkorsett. Damit ist der Patient jedoch mobil, muß also nicht das Bett hüten und kann nach erfolgter Wundheilung die Klinik verlassen.

Bei der kombinierten Versteifung werden die Gelenke wie beschrieben versteift. Dann wird von vorn noch zusätzlich die Bandscheibe des betroffenen Bewegungssegmentes entfernt und durch einen Knochenspan aus dem Beckenkamm des Patienten ersetzt. Die hierdurch erzielte Stabilität ist so hoch, daß Mieder oder Korsett zur Nachbehandlung völlig überflüssig werden können. Nachteilig ist der größere Umfang der Operation mit zusätzlichem Eingriff durch die Bauchhöhle, um die Bandscheibe ausräumen zu können, verbunden mit erhöhtem Komplikationsrisiko.

> Die operative Versteifung sollte nur dann in Betracht gezogen werden, wenn sämtliche Behandlungsverfahren ausgeschöpft sind.

6 Kreuzschmerz und Seele

Entstehung des Rückenschmerzes

In Kapitel 1 haben wir bereits die Mechanismen beschrieben, wie aus einem Reiz ein Schmerz entsteht. An dieser Stelle wollen wir auf die Schmerzentstehung durch körperliche Fehlregulation und durch psychosomatische Lernvorgänge eingehen.

Fehlregulationsschmerzen können dann entstehen, wenn durch Muskelanspannung die Schadensmeldung am Muskel aktiviert oder verstärkt wird. Die Schadensmeldung kann wiederum über Reflexe, die ja automatisch ablaufen, die Muskelverkrampfung nochmals verstärken. Wir sprechen von *Fehlregulation*, weil der Körper die schmerzhafte Muskelspannung nicht mehr eigenständig herunterregulieren kann. Es entsteht ein Teufelskreis, durch den Schmerzen verstärkt und aufrechterhalten werden. Dieser Teufelskreis kann auch durch seelische Einflüsse, z. B. Angst und Sorge, unterhalten werden.

So kann starke nervliche Anspannung, wenn man z. B. etwas schaffen, unbedingt durchhalten oder ein Ziel erreichen will, Muskelverspannungen auslösen und unterhalten.

> Fehlregulationsschmerzen sind Schmerzen aufgrund einer verspannten Muskulatur. Durch einen Rückkopplungsmechanismus von Angst, Verspannung und Schmerzverstärkung kann sich das Schmerzerleben aufschaukeln und verfestigen.

Und wie entstehen auf psychosomatischem Wege Rückenschmerzen? Diese Art der Schmerzentstehung hat nichts mit »eingebildeten Schmerzen« zu tun. Am Beispiel des Schulkindes mit Bauchschmerzen kann die psychosomatische Entstehungsweise verständlich gemacht werden. Es ist bekannt, daß Kinder Unwohlsein und Belastung über Bauchschmerzen ausdrücken können, wenn sie mit ihren Eltern nicht gut über ihre Probleme sprechen können oder wenn die Eltern das Kind in seiner inneren Not nicht verstehen. Schmerz kann also entstehen, wenn ein Kind Probleme mit sich herum trägt und zugleich der Kontakt zwischen Eltern und Kind gestört ist. Der Mensch ist in der Lage, eine Mitteilung oder Botschaft (»es geht mir ganz schlecht, ich weiß mir nicht zu helfen«) auf einem anderen Kanal als dem Sprachkanal zu melden. Schmerz ausdrücken wäre dann ein Sprechen ohne Worte. Das ist z. B. dann der Fall, wenn die Eltern sehr ehrgeizig sind und es nur ungern sehen, wenn das Kind schulische Überforderung beklagt. Eltern fallen dann als Tröster und Beschützer aus. Werden jedoch statt dessen vom Kleinkind Bauchschmerzen oder vom Schulkind Kopfschmerzen geäußert, erhält es in der Regel Zuwendung, wird umsorgt und kann zu Hause bleiben. Dadurch wird dieses Verhalten belohnt, sogar nachhaltig verstärkt, wenn die zugrundeliegenden Beziehungsprobleme ungelöst bleiben und anhalten. Das Äußern von Schmerz kann dabei regelrecht gelernt werden.

Bei der Entstehung psychosomatischer Schmerzen spielen also zwei Vorgänge eine Rolle: Erstens wird bei

Konflikten im zwischenmenschlichen Kontakt der Kanal gewechselt und eine Botschaft über die Körpersprache ausgesandt. Aus einem seelischen Schmerz wird ein körperlicher Schmerz. Zweitens: dieser körperliche Schmerz wird in der Familie akzeptiert, findet Unterstützung, der Mensch wird umsorgt, es besteht u.U. Grund, beim Arzt um Hilfe nachzusuchen. Dadurch kann man *lernen*, über körperliche Schmerzen Zuwendung zu finden. Manche Menschen erfahren in ihren jungen Jahren sehr viele kränkende oder quälende Dinge, und zwar gerade durch Eltern und Geschwister. Sie können ihre seelische Not nicht mehr äußern und lernen zwangsläufig, Belastungen durch körperlichen Schmerz auszudrücken.

 Sowohl körperliche als auch psychosoziale Faktoren können Schmerzen auslösen und unterhalten.

Rückenschmerz aufgrund seelischer Anspannung, Überforderung und Kränkungen

Rücken- und Kreuzschmerzen gehören zu den Zivilisationskrankheiten. Millionen von Menschen leiden gelegentlich oder immer wiederkehrend daran. Oft kann der Arzt keine entsprechenden körperlichen Befunde erheben. Damit ist ein altes Orthopädenwissen angesprochen: Menschen können schwerste Verschleißerscheinungen im Röntgenbild zeigen, aber es tut ihnen nichts weh. Viele haben einen Bandscheibenvorfall und wissen es nicht. Andere haben nur minimale Befunde und klagen doch über quälende Beschwerden.

Woran liegt es, daß zwischen *Befund* und *Befinden* keine zwingende Beziehung besteht? Die Verarbeitung im Gehirn entscheidet darüber, ob Schadensmeldungen unterdrückt oder verstärkt werden. Folgerichtig müssen wir uns fragen: Warum reagieren die Menschen verschieden? Veranlagung (die sog. konstitutionelle Mitgift) und Lebensgeschichte (die Biographie) entscheiden darüber.

> Körperlicher Befund und persönliches Befinden klaffen oft auseinander. Der Befund erzeugt nicht das Befinden, im Gegenteil: Gute und schlechte Lebenserfahrungen beeinflussen den Zusammenhang zwischen Befund und Befinden.

Beim Kreuzschmerz stoßen wir immer wieder auf das Thema »Überforderung«. Rückenschmerzen haben viel mit psychischen und auch physischen Belastungen zu tun. Dieser Zusammenhang äußert sich auch in der Sprache. Sie kennt bildhafte Redewendungen, die die Bedeutung der Wirbelsäule und des Rückens zum Ausdruck bringen: Wir müssen den Rücken »hinhalten«. »Man muß den Nacken steifhalten«, wenn man sich behaupten muß. »Man braucht Rückgrat«, um mit besonders heiklen Situationen fertig zu werden. Schließlich wird man einem Freund »den Rücken stärken«, wenn er vor einer Prüfung Lampenfieber hat.

In diesen Redewendungen kommen zwei Sachverhalte zum Ausdruck. Zum einen: Spezifische oder typische Belastungen werden bestimmten Organen zugeordnet, dem Rücken oder anderen Organen (»Herz brechen« bei Verlust; »Galle überlaufen« bei Ärger; »auf den Magen schlagen« bei Mißmut; das »macht Kopfschmerzen« bei einer Denksportaufgabe usw.).

Zum anderen: Zwischen dem Rücken und seiner Funktion, sich zu behaupten, bestehen Beziehungen und Querverweise zu verschiedenen psychischen Vorgängen, wie z. B. sich behaupten können, ohne beeindruckt zu sein (»einen breiten Rücken haben«), oder sich behaupten können, indem man eine übertriebene Anpassung zeigt (»katzbuckeln« – »zu Kreuze kriechen«).

Der Rücken ist hier ein Spiegel der körperlichen *und* seelischen Verfassung: Äußere und innere Haltung korrespondieren in der Vermittlung einer seelischen Verfassung, was auch in anderen Redewendungen anklingt: »jeder hat sein Kreuz zu tragen«; »Müggen hevt de auk nen Rüggen«, sagt man auf dem Lande, wenn schon Kinder über Rückenschmerzen klagen; »es hat mir das Kreuz gebrochen«; »eine Last auf den Schultern tragen«; »kein Rückgrat haben«; »kreuzlahm sein«; »jemanden aufs Kreuz legen«.

Dieser Zusammenhang von persönlichem Erleben und Ausdruck eines Organs ist auch biologisch sinnvoll: Der Mensch tritt nicht nur durch die Sprache, sondern auch durch die Ausdrucksfähigkeit seines Körpers in Kontakt zu anderen Menschen. Die *Wirbelsäule als Ausdrucksorgan* hat viel mit Aufrichtung (z. B. in der Kleinkindentwicklung), Eigenständigkeit (Autonomie) und Beugung (Abhängigkeit) des Menschen zu tun. In Haltung und Bewegung drückt sich somit die Gestimmtheit des Menschen aus. Umgekehrt kann der Schauspieler auf der Bühne durch eine bestimmte Haltung bei sich selbst charakteristische Gefühle hervorrufen und dadurch seine Rolle glaubwürdiger spielen.

Diese Zusammenhänge lassen sich auch apparativ messen: Bei starken Gefühlsregungen nimmt die Muskelverspannung bis hin zur Verkrampfung zu. Eine psychisch bedingte Daueranspannung der Muskulatur kann im Laufe der Jahre zu Überlastung von Sehnen, Bändern und Gelenken führen.

> Belastungen des Menschen, die seine Standhaftigkeit und Selbstbehauptung betreffen, können sich auf die Wirbelsäule auswirken.

Konflikte, die sich fehlregulatorisch auf den Rücken niederschlagen, sind eine häufige Erfahrung in der psychologischen Sprechstunde. Viele dieser Konflikte erleidet der Mensch schon in der Kindheit; sie wirken nach dem Motto: Steter Tropfen höhlt den Stein.

So können Kinder daran gehindert werden, über ihren Alltag eigenständig zu verfügen. Bewegungsimpulse und Bewegungsdrang werden häufig und drastisch eingeschränkt. Unter dem Einfluß äußerst gewissenhafter Eltern werden die Kinder streng gegen sich selbst. Sie müssen früh lernen, Pflichten zu übernehmen und sich zusammenzunehmen. Die Übernahme von Verantwortung wird als selbstverständlich hingestellt und kann nicht mehr kritisch hinterfragt werden. Wünsche nach Zärtlichkeit werden in der Familie nicht erwidert, so daß dieser Gefühlsbereich zunehmend verkümmert. Unermüdlicher Arbeitseifer und Durchhaltementalität finden andererseits Aufmerksamkeit und Zuwendung. Dadurch lernen die Kinder auch, die eigene Gefühlswelt abzulehnen, sie werden eher kompetent im Tun und im Handeln. Viele der aus diesem Erziehungsstil resultierenden Konflikte sind beim Kind und Jugendlichen mit Kränkungen verbunden, tun weh, sind seelische Schmerzen. Kränkungen können krank machen, und zwar dann, wenn keine Gelegenheit zum Gespräch und zur Aussprache besteht. Dies verhindern auch die Machtverhältnisse in der Familie. Hier sieht man, wie der Übergang von seelischem Schmerz zum körperlichen Schmerz lebensgeschichtlich gelernt wird.

Als erwachsener Mensch kann man versuchen, die Auswirkungen lebensgeschichtlicher Erfahrungen und Kränkungen *auszugleichen*. So haben viele unserer Patienten in ihrem Leben übermäßig viel gearbeitet. Es fiel ihnen schwer, gegenüber Ansprüchen anderer Nein zu sagen; sie waren immer für andere da. Eigene Bedürfnisse blieben dagegen unbeachtet, so daß Wünsche nach Geborgenheit, nach Verwöhnen und Schwäche-Zeigen-Können unerfüllt blieben.

Diese einseitige Lebenshaltung, in der das Durchhalten-Wollen im Vordergrund steht, begünstigt die psychosomatische Schmerzentstehung.

Eine strenge und pflichtbetonte Erziehung, in der Gefühle und Zärtlichkeit, Warmherzigkeit und emotionale Wärme fehlen, kann beim Menschen zu Fehlregulationen führen. Werden starke Gefühle und Antriebe nicht ausgelebt, Konflikte nicht verarbeitet, können sie eine Daueranspannung der Muskulatur erzeugen, durch die auch Schmerzfühler von Bändern, Sehnen und Gelenken aktiviert werden. Diese Reaktion kann sich einschleifen, d. h. chronisch werden.

Auch chronische Rückenschmerzen werden gelernt

Der Mensch kann sich daran gewöhnen, in Belastungssituationen Schmerzen zu empfinden, zumal er durch den Schmerz aus »dem Verkehr gezogen« wird: Krankheiten ›entlasten‹. Dieser Vorgang kann sich zu einer Schmerzverarbeitungsstörung ausweiten: das Schmerzerleben im Gehirn kann sich verselbständigen, kann sich von akuten Anlässen, die der Arzt mit Bettruhe und konservativen Maßnahmen beantwortet, lösen. In diesen Fällen wird zunehmend der zweite Entstehungsmechanismus wichtig: Schmerzen und Schmerzausdruck werden durch Zuwendung unterstützt und bekräftigt, sie werden gelernt. Es entwickelt sich eine regelrechte Schmerzkrankheit.

Chronische Schmerzen unterhalten sich durch verinnerlichte biographische Erfahrungen, aber auch durch aktuelle Einflüsse der Umgebung.

Was versteht man unter »Schmerzen werden gelernt«?

Patienten mit Rückenschmerzen werden »geschont«, und angenehme Pflichten werden ihnen abgenommen. In gewisser Weise lohnt es sich also, Schmerzen zu haben, denn sie verschaffen Zuwendung und Aufmerksamkeit von seiten der Angehörigen und Entlastung von unangenehmen Aufgaben.

Die Fürsorglichkeit der Umgebung verhindert zudem ein vernünftiges Genesungsverhalten (Aktivität, Bewegung). Die Schmerzen werden schlimmer statt besser, wenn die Kondition abnimmt und die Schonhaltung zu Bewegungseinschränkungen, Haltungs- und Muskelschwäche führt.

Möglicherweise nimmt der Patient vorbeugend Medikamente, um kleinere Aufgaben besser und schmerzfreier erledigen zu können. Dadurch kann sich ein Medikamentenmißbrauch entwickeln.

Schmerzverstärkend wirkt auch, daß der Betroffene seine Beschwerden nur als Fehlfunktion des Körpers sieht. Dadurch behandelt er seinen Körper wie ein zu reparierendes Auto, ohne an die oben beschriebenen Belastungen und Überforderungen zu denken, durch die der Rückenschmerz gefördert wurde. Der Patient kommt zunehmend in die Situation, daß die Krankheit sein ganzes Leben ausfüllt. Das Gefühl der Hilflosigkeit, selbst nichts mehr gegen den Schmerz tun zu können, führt zu einer größeren Schmerzempfindlichkeit und verstärkt den eingetretenen Teufelskreis.

Wenn Schmerzen gelernt werden, entwickelt sich Schmerzverhalten. Schmerzverhalten führt über die damit verbundene Entlastung zur Gewohnheitsbildung.

Psychologische Behandlungsverfahren

Bei der psychologischen Behandlung von Schmerzzuständen haben sich drei Therapieverfahren bewährt:

- Zu den *einsichtsorientierten Therapien* zählen die Psychoanalyse (auch Tiefenpsychologie genannt) und verwandte Verfahren (z. B. die Gestalttherapie). Emotionale Bewußtmachung und Selbsterkenntnis sind wichtige Ziele dieser Methoden.
- *Leibtherapeutische Verfahren* wie die »konzentrative Bewegungstherapie« oder die Tanztherapie arbeiten psychotherapeutisch mit dem Körper selbst. Weniger das Sprechen, vielmehr das Fühlen, Tasten und Körpererleben steht im Vordergrund.
- Zu den *verhaltenstherapeutischen Methoden* zählen Entspannungsverfahren (wie die fortschreitende Muskelentspannung nach Jacobsen), Methoden des sog. instrumentellen Lernens (nach Skinner) und die kognitive Verhaltenstherapie, die auch das Erlernen von Schmerzbewältigungsmethoden vorsieht.

In der Praxis der Schmerzbehandlung werden häufig die methodischen Elemente der beschriebenen Verfahren kombiniert. Man spricht dann von einer *integrativen Therapie*, die vor allem bei hartnäckigen chronischen Schmerzzuständen notwendig wird. Psychosomatische Kliniken arbeiten in der Regel mit einem integrativen Behandlungskonzept.

Psychotherapie und Psychoanalyse

Psychotherapie ist Krankenbehandlung mit seelischen Mitteln. Sie zielt auf Einsicht und emotionale Bewußtwerdung. Zu den bekanntesten einsichtsorientierten psychotherapeutischen Verfahren zählt die von Sigmund Freud begründete Psychoanalyse. Bei diesem Behandlungsverfahren wird zwischen dem Therapeuten und dem Patienten ein Raum geschaffen, in dem die den Patienten belastenden Symptome und Störungen in einer neuen und anderen Weise betrachtet werden können. Dieser psychologische Raum wird als »psychoanalytische Situation« bezeichnet. Sie ist durch zwei Regeln gekennzeichnet, die Therapeut und Patient vereinbaren. Zum einen soll der Patient alles mitteilen, was er denkt und fühlt (Grundregel der freien Assoziation), zum anderen ist der Therapeut gehalten, sich für alle Ideen und Phantasien – ohne theoretische Erklärung – offen zu halten (Regel der freischwebenden Aufmerksamkeit). Durch dieses Vorgehen kann der Patient kränkende Erfahrungen in der Beziehung zu seinem Therapeuten wiederbeleben und aktualisieren. In unserem Zusammenhang sind es genau die seelischen Kränkungen, deren schmerzliche oder mißglückte Verarbeitung zu körperlichen Reaktionen und Symptomen führten.

In der analytischen Situation wird also ein Raum geschaffen, der es ermöglicht, diese Konflikte und Kränkungen in einem Schonraum zeigen und bearbeiten zu können. Durch das Bewußtmachen konflikthafter Erfahrungen soll beim Patienten die innere Notwendigkeit für die Schmerzsymptomatik aufgehoben werden. Parallel dazu werden aktuelle Konflikte des Patienten bearbeitet. Die Psychoanalyse fördert eine emotionale Einsicht, die dem Patienten eine größere innere Distanz zu seinen ihn bedrängenden Symptomen vermittelt.

Ziel des Vorgehens beim Schmerzpatienten ist es, die »Verkörperung« lebensgeschichtlicher Kränkungen und schmerzlicher Erfahrungen rückgängig zu machen. Durch diesen psychotherapeutischen Prozeß erfährt der Schmerzkranke, daß seine Beschwerden nicht zufällig oder äußerlich bedingt auftreten. Er erlebt, daß die Schmerzen biographisch wie auch aktuell mit seiner Person und seinen Lebensumständen zu tun haben. Sie werden für ihn sinnvoll.

Mit Hilfe einsichtsorientierter Therapien kann die Verkörperung von seelischen Schmerzen rückgängig gemacht werden.

Die Psychoanalyse ist eine mögliche Methode neben anderen. Viele Patienten möchten nicht über ihre Lebensgeschichte sprechen. Sie befürchten, daß kränkende Erfahrungen aufgewühlt werden, die ihnen sehr nahe gehen. Diese Einstellung muß man verstehen und akzeptieren.

Tatsächlich profitieren nur bestimmte Schmerzpatienten von der Psychoanalyse. Nach unseren Erfahrungen können vor allem Menschen, die starke Gefühle zulassen und verarbeiten können, durch diesen Behandlungsansatz schmerzfrei werden. Er bewährt sich auch eher dann, wenn der Schmerz noch nicht zu lange andauert und der Patient von sich aus das Bedürfnis hat, unter dem Aspekt der Selbsterkenntnis seiner Biographie nachzugehen.

Körpertherapeutische Verfahren

Unter dem Oberbegriff »körpertherapeutische oder leibtherapeutische Methoden« werden im folgenden einige Verfahren beschrieben, die von der Annahme ausgehen, daß der Mensch nicht einen Leib hat, sondern der jeweilige Leib *ist*. Für diesen Ansatz gilt, daß Bewegung Leben ist und die Grundlage aller Lebensprozesse der Leib ist.

Es lassen sich zwei Gruppen leiborientierter Therapieverfahren unterscheiden, die alle auch bei der Behandlung von Schmerzzuständen eingesetzt werden.

Funktionale Verfahren

Zu ihnen gehören die Formen der Heilgymnastik, der Physiotherapie, der Atemtherapie, die Entspannungsmethoden sowie bewegungstherapeutische Methoden wie Eutonie, Feldenkrais-Methode, Alexander-Methode, aber auch die Tanztherapie und die konzentrative Bewegungstherapie.

Diese Methoden fördern das Körpererleben, den Bezug zur eigenen Leiblichkeit, die Prägnanz des Körperschemas, die Empfänglichkeit (Sensibilität) und Ausdrucksfähigkeit, auch die Entspannungsfähigkeit unseres Körpers. Der Körper wird uns bewußter, er wird nicht mehr einfach so für das alltägliche Funktionieren vorausgesetzt.

Die *Atemtherapie* versucht über die Arbeit am Atem, über die Befreiung, Kräftigung und Pflege des individuellen Atemrhythmus Zugang zu eigenen Tiefen und schöpferischen Impulsen zu ermöglichen. Atemarbeit ist ein Weg zur persönlichen Reife und Entfaltung i.S.d. Selbstverwirklichung (Individuation).

Das Wort *Eutonie* (gr.) bedeutet gute, richtige Spannung, Wohlspannung. Die Eutonie sucht durch gezielte Entspannung zu der Wohlspannung zu führen, die dem einzelnen Schüler entspricht. Methodisch arbeitet der Eutonie-Pädagoge aktiv oder passiv mit Bewegungsübungen und Aussprache.

Bei der *Feldenkrais-Methode* lernt der Patient mit zunehmend größerer Bewußtheit, seine Bewegungsabläufe zu verfeinern.

Auch bei der *konzentrativen Bewegungstherapie* (KBT) geht es um eine Entdeckungsreise im und am Leib. In der intensiven Zuwendung zum eigenen Körper, z. B. bei verbundenen Augen, erfahre ich neue Möglichkeiten des Umgangs mit mir selbst und meinen Lebenszusammenhängen. Die Erfahrungen am und mit dem eigenen Körper werden auch zur Sprache gebracht und psychotherapeutisch weiter bearbeitet.

Konfliktorientierte Verfahren der Körpertherapie
Sie beruhen auf den Ideen des Freud-Schülers W. Reich. Ihm ging es um das Aufdecken traumatisch-biographischen Materials, das sich in Muskelverspannungen und chronisch gestörten Körperfunktionen (z. B. Atmung) niedergeschlagen hat. Wo immer emotionaler Ausdruck bei Enttäuschungen, Liebesentzug, Verletzung, Bedrohung unterdrückt wird und der freie Fluß der Bewegung eingeengt ist, tritt Verspannung auf.

Die moderne und weiterentwickelte Form dieses Ansatzes wird durch die »Bio-Energetic« von Lowen (1981) repräsentiert, die auf das Wahrnehmen muskulärer Verspannungen, das Aufdecken ihres biographischen Ursprungs und das Fördern eines angemessenen Ausdrucks blockierter Emotion und den Gewinn von Lust als Ausdruck von allgemeiner Lebensfreude gerichtet ist.

Leib- und bewegungstherapeutische Verfahren sind wichtige Methoden in der psychosomatischen Behandlung des Rückenschmerzes. Sie können allein Anwendung finden oder ergänzen die einsichtsorientierten Verfahren der Psychotherapie.

Verhaltenstherapeutische Behandlung chronischer Schmerzen

Ausgangspunkt ist das vom Patienten geschilderte aktuelle Schmerz*verhalten*. Der Verhaltenstherapeut geht davon aus, daß das quälende Verhalten »gelernt« ist. Es gibt nicht eine Ursache, die zu dem Schmerzverhalten führt, sondern eine Vielzahl von sich gegenseitig beeinflussenden Bedingungen. Ebenso wird das Verhalten, hier der Schmerz, durch Auswirkungen in der familiären und beruflichen Umgebung, die es nach sich zieht, beeinflußt. Dazu gehören Ermutigung, Zuwendung, aber auch Nichtbeachtung. Die Biographie wird nicht ausgespart. Der Rückblick auf die Lebens- und Lerngeschichte des Patienten macht es möglich, das jetzt ausgeprägte Schmerzverhalten in seiner Entstehung zu erklären. Wie ging der Patient als Kind mit Schmerzen um? Wie reagierten die Eltern auf kleine Alltagsverletzungen oder Krankheiten ihres Kindes? Wurde ein bestimmter Umgangsstil mit Krankheiten bevorzugt? Welche Rolle spielten die Eltern selbst als Vorbild für das Kind, wenn sie unpäßlich waren, Kopfschmerzen oder Menstruationsbeschwerden klagten?

Die diagnostische Arbeit des Verhaltenstherapeuten ist minutiöse Kleinarbeit am Einzelfall. Für die Behandlung sucht er alle auslösenden und aufrechterhaltenden Bedingungen zu erkennen und zu bestimmen. Der Patient wird mit einbezogen, indem er geschult wird, ein »Schmerztagebuch« zu führen. Erst dann kann der Therapeut mit pädagogischen Methoden, Übungen und Rollenspielen beginnen, bei dem Patienten das Schmerzverhalten zu verringern und gleichzeitig Gesundheitsverhalten zu fördern.

Verhaltenstherapie setzt am aktuellen Schmerzverhalten und -erleben an. Der Grundgedanke ist: Wenn ein Schmerz gelernt werden kann, dann muß es auch Möglichkeiten geben, den Schmerz zu verlernen und Gesundheitsverhalten zu fördern.

Um herauszufinden, wie Schmerz verlernt wird, müssen wir uns mit den Zielen und Methoden der Verhaltenstherapie näher vertraut machen.

In der psychologischen Behandlung werden zu Beginn viele Informationen vermittelt. Der Patient wird darin unterwiesen, welche verschiedenen Faktoren den Schmerz begleiten und unterstützen. Ähnlich wie beim Lesen eines Ratgeber-Buches wird ihm zunehmend deutlich, daß durch eine ganzheitliche Auffassung der Rückenschmerz nicht nur vom Verschleiß abhängt. Man sagt auch: Der Patient informiert sich und erlernt ein angemessenes und richtigeres Modell über sein Krankheitsbild. Dies ist ein wichtiger Gedanke und soll näher erläutert werden.

Wir hatten weiter oben gesagt, daß nicht nur biologische Faktoren (z. B. Verschleiß), sondern auch psychologische Faktoren (also Gedanken, Erwartungen, Einstellungen, Stimmungen) das Schmerzerleben unterhalten. Wäre der Schmerz nur eine Antwort auf den Verschleiß, dann müßte sich der Patient in der Tat nur be-handeln lassen; er bliebe passiv, eben ein »Patient«. Auf die genannten psychischen Faktoren kann er aber selbst im Laufe der Behandlung Einfluß nehmen, er wird zunehmend aktiver, er erprobt neue Verhaltensmöglichkeiten im Alltag aus; man sagt auch: er wird ein »Aktient«.

Der Patient wird also in der Verhaltenstherapie aktiver, er wird in einem pädagogischen Lernprozeß geschult, selbst Einfluß zu nehmen, indem er z. B. durch intensive Entspannungstherapie Muskelverspannungen zu lindern lernt. Parallel dazu wird der Rückenpatient schrittweise ermutigt, das Schonverhalten zu reduzieren und körperliche Kondition und Fitneß zu fördern, auch trotz der Schmerzen. Soziale Kontakte sollen wieder aufgenommen, Hobbys wieder aufgegriffen und auch in die sozialen Beziehungen eingebunden werden. Durch körpertherapeutische Methoden, die der Patient selbständig im Alltag anwendet, lernt er, Schmerzen und körperliche Vorgänge zu beeinflussen. Zu diesen Methoden zählen auch sog. *Schmerzbewältigungsmethoden*. Das sind Methoden der Ablenkung, der geistigen Konzentration, der inneren Vorstellung, durch die versucht wird, den das ganze Bewußtsein, das Denken und Fühlen ausfüllenden Schmerz in den Hintergrund zu drängen. Die mit dem Schmerz einhergehenden Gedanken und Stimmungen der Hoffnungslosigkeit und Entmutigung werden offen ausgesprochen, und es wird trainiert, depressive Gedanken durch positive Lebensbilder, durch lebensbejahende Gedanken zu ersetzen. Diesem Vorgehen liegt ein folgender Zusammenhang zugrunde: Die Art der Gedanken beeinflußt unsere Gefühle. Wenn es gelingt, in den Gedanken und Stimmungen wieder Hoffnungen zu schöpfen, »positiv zu denken«, dann gelingt es dem Patienten, sich stärker vom Schmerzerleben zu distanzieren. Neben der Stimmungsverbesserung wird dem Abbau des Schmerzmittelgebrauchs oder -mißbrauchs große Bedeutung in der psychologischen Behandlung zugemessen. Zu guter Letzt wird dieses Behandlungsprogramm durch Streßbewältigungsfertigkeiten unterstützt; sie werden im Rollenspiel erarbeitet und im Alltag ausprobiert.

> Die Verhaltenstherapie geht davon aus, daß chronische Schmerzen durch ungünstige Lernprozesse unterhalten werden können. Untersucht und identifiziert man diese Lerngewohnheiten ausführlich,

dann kann man sie auch ändern. Dies setzt die aktive Mitarbeit des Patienten voraus. Er wird nicht be-handelt, sondern übernimmt selbst Mit-Verantwortung für die Ziele und für die Durchführung der Behandlung.

Gesellschaftliche Faktoren

Ärzte und Gesundheitsforscher haben mit Erstaunen und Beunruhigung feststellen müssen, daß chronische Schmerzen sich epidemieähnlich ausbreiten. Damit ist gemeint, daß chronische Schmerzkrankheiten und unter ihnen insbesondere der Rückenschmerz zunehmend häufiger gegenüber früheren Jahrzehnten auftreten (Abb. 36). Diese Entwicklung konnte in Deutschland seit den 60er Jahren beobachtet werden. Sie wurde zuerst von den Badeärzten in den Kurorten registriert. Die Zunahme chronischer Schmerzkrankheiten beschränkt sich bisher auf die hochindustrialisierten Länder, also paradoxerweise auf die Länder mit der höchsten medizinischen Versorgung. Soziologen und Kulturforscher haben deshalb darüber nachgedacht, ob die Zunahme von Rückenschmerzen durch Bedingungen in der Gesellschaft gefördert werden und welche Bedingungen dies sein könnten. Folgende Überlegungen werden diskutiert:

Die naturwissenschaftlichen Erfolge der modernen Medizin haben zu einer ausschließlichen Bevorzugung der organischen Ursachen von Krankheit und Schmerz geführt. Die Vernachlässigung nichtorganischer, d. h. der funktionellen Schmerzursachen, kann die Chronifizierung deshalb fördern, weil wichtige Schmerzbedingungen übersehen werden. Dem entspricht, daß es den Menschen früherer Jahrhunderte geläufig war, ihren Schmerz aus der Lebenssituation heraus zu verstehen oder auch ihn

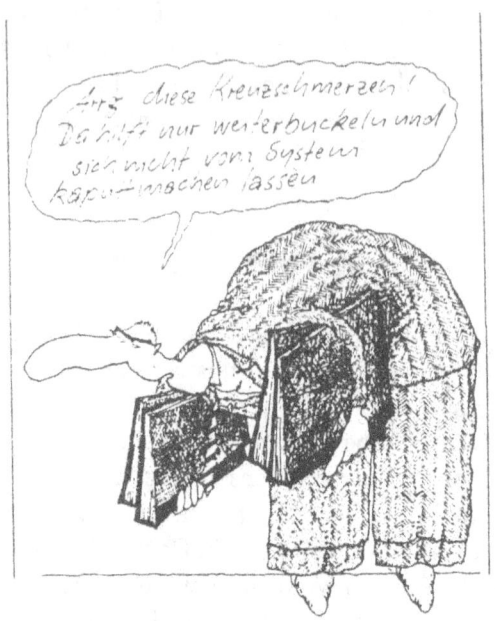

Abb. 36. Das epidemische Auftreten von Rückenschmerzen hat körperliche, seelische und gesellschaftliche Ursachen.

auf eine göttliche Macht zu beziehen, die dem Menschen Sinn und Halt gab. So konnte der Schmerz als Ausdruck von Überforderung, als Hinweis auf die Vergänglichkeit des Lebens oder als Aufforderung, Buße zu tun und das Leben zu verändern, verstanden werden. Die Menschen faßten ihren Schmerz nicht nur als Hinweis für eine körperliche Störung auf. Schließlich waren es die Menschen früher gewohnt, Schmerzen ertragen zu können. Der Schmerz gehörte zum Leben einfach dazu, es gab von vornherein kaum Möglichkeiten, den Schmerz zu vermeiden. Dadurch lernten die Menschen, den Schmerz als Teil ihres Lebens zu begreifen und auch besser mit ihm umgehen zu können.

Heute ist uns der Schmerz etwas Fremdes und Störendes, etwas, was der Arzt unbedingt unterdrücken soll. Es fehlt uns die Bereitschaft, Schmerzen ertragen zu wollen. Die modernen Möglichkeiten der Schmerzausschaltung haben bei uns modernen Menschen eine ängstlich-vermeidende Einstellung gefördert. Diese Entwicklung hat schließlich dazu geführt, daß wir keine Fertigkeiten der aktiven Schmerzbewältigung gelernt haben. Unser mißbräuchlicher Umgang mit Schmerzmedikamenten hat dazu geführt, daß wir gegenüber Unpäßlichkeiten und Beschwerden des Alltags anfälliger geworden sind. Wir sind gegenüber Schmerzerfahrungen sensibler geworden. Schließlich haben auch die Lebensbedingungen der modernen Zeit, z. B. die krankmachenden Faktoren der Arbeit, das Auftreten von Beanspruchungskrankheiten (Depressionen; Streßkrankheiten) in den Industrienationen gefördert, was ein Schmerzforscher mit der Bemerkung kommentierte: Nicht der Schmerz macht unser Leben, sondern unser Leben den Schmerz unerträglich.

> Gesellschaftliche Faktoren begünstigen das gehäufte Auftreten von Kreuzschmerzen in den Industrienationen. Zu diesen Faktoren zählen die vielfältigen Lebensbedingungen unserer Zeit, die den Menschen stark beanspruchen, ohne daß er ihnen entrinnen kann.

7 Kreuzschmerz und Beruf

Orientiert man sich an unseren traditionellen Berufen, fällt es nicht schwer, eine Vielzahl von Tätigkeiten aufzuzählen, die Kreuzschmerzen hervorrufen bzw. sich auf bestehende Beschwerden ungünstig auswirken können. Die Frage, inwieweit berufsbedingte körperliche Belastung und bandscheibenbedingte Wirbelsäulenerkrankungen zusammenhängen, hat durch die Änderung der Berufskrankheitenverordnung erheblich an Bedeutung gewonnen. Demnach sollen seit 1992 auch bandscheibenbedingte Erkrankungen entschädigt werden, wenn die berufliche Tätigkeit wesentliche Ursache oder Teilursache der Erkrankung ist und die Erkrankung zur Aufgabe aller gefährdenden Tätigkeiten geführt hat.

Allgemein versteht man unter Berufskrankheit einen vom Gesetzgeber festgelegten Gesundheitsschaden, der bei der Ausübung bestimmter Berufe entsteht und von dem die diesem Beruf Angehörigen bevorzugt und in engem zeitlichen Zusammenhang mit dieser Tätigkeit befallen werden.

Mögliche Risikoberufe können Bergarbeiter unter Tage, Bauarbeiter, Maurer, Transport- und Speditionsarbeiter und unter bestimmten Umständen auch Krankenschwestern/-pfleger sein.

Allerdings wird nicht jede bandscheibenbedingte Wirbelsäulenerkrankungen automatisch als Berufskrankheit anerkannt, wenn man einer dieser Berufsgruppen angehört. Berufsbedingte Wirbelsäulenschäden müssen klar von anlagebedingten Veränderungen abgrenzbar sein. Es müssen vielfältige Kriterien erfüllt werden, und jeder Fall wird individuell begutachtet. Zu den Kriterien gehört u.a., daß die Tätigkeit mindestens 10 Jahre ausgeübt wurde und mit Heben oder Tragen schwerer Lasten oder extremer Rumpfbeugehaltung einhergegangen ist.

Angesichts der Tatsache, daß fast jede Tätigkeit rückenbelastende Elemente, wie Bewegungsarmut, Haltungskonstanz, häufiges Bücken etc., beinhaltet, müssen die speziellen vom Gesetzgeber geforderten Kriterien beachtet werden. Sitzende Tätigkeiten zum Beispiel fallen nicht unter die Berufskrankheitenverordnung. Körperlicher Untersuchungsbefund und Veränderungen im Röntgenbild, Computer- oder Kernspintomographie müssen mit der berufsbedingten Verursachung vereinbar sein.

Rückenschmerzen und degenerative Veränderungen im Röntgenbild allein reichen also für die Anerkennung als Berufskrankheit nicht aus. Bisher konnten unter vielen tausend Anträgen weit weniger als ein halbes Prozent der Fälle als Berufskrankheit anerkannt werden.

Neben der juristischen Problematik bezüglich Anerkennung als Berufskrankheit ist die Frage der optimalen Arbeitsplatzgestaltung zur Minimierung der Rückenbelastung vordringlich. Das Stichwort heißt Prävention, der Ansatz ist die berufs- bzw. arbeitsplatzspezifische Rückenschule. Nur die Zusammenarbeit von Orthopäden und Arbeitsmedizinern, Arbeitgebern, Krankenkassen und Berufsgenossenschaften führt zum Ziel. Eine genaue Analyse einzelner Arbeitsplätze und Tätigkeitsbereiche hinsichtlich ihrer Rückenbelastung muß vorangehen. Arbeitsplätze können oft durch einfache Mittel rückenfreundlicher gestaltet werden, wenn es z. B. um Vermeidung von schwerem Heben und Tragen geht. Auch wenn

Heben und Tragen für bestimmte Berufsgruppen ein unerläßlicher Bestandteil ihrer Tätigkeit ist, kann Rückenschule den schädigenden Einfluß vermindern. So kann das Tragen schwerer Lasten unter Umständen auf mehrere Personen verteilt werden. Man sollte die zu tragende Last möglichst körpernah positionieren. Zur Vermeidung von Rotationsbelastungen der Wirbelsäule sollten Körper und Last möglichst symmetrisch zueinander stehen. Das Heben sollte nicht zu schnell und nicht ruckhaft erfolgen.

Jedoch auch eigene Ideen sind gefragt. Stellt man z. B. im Büro Bücher und Akten möglichst weit entfernt vom Schreibtisch auf, mag dieses auf den ersten Blick unpraktisch erscheinen, verhindert jedoch stundenlanges Sitzen im Bürosessel. Aufstehen und wenn möglich Umhergehen beim Telefonieren verschaffen ebenfalls ein wenig Bewegung. Häufig benötigte Akten, Bücher oder Gegenstände sollten in Augenhöhe abgestellt werden. Unnötiges Bücken kann so vermieden werden.

Sind der Arbeitsplatzumgestaltung Grenzen gesetzt und rückenbelastende Tätigkeiten oft unvermeidbar, wie bei der Pflege alter und kranker Menschen, muß ein individuell zugeschnittenes Verhaltenstraining für Ausgleich sorgen. Wissenschaftliche Untersuchungen zeigen, daß berufsspezifische Rückenschule zu einer Verminderung der Arbeitsausfallzeiten durch Rückenerkrankungen führen kann.

> Kaum eine berufliche Tätigkeit ist ohne rückenbelastende Elemente. Die Anerkennung bandscheibenbedingter Erkrankungen als Berufskrankheit kommt jedoch nur unter ganz bestimmten Bedingungen in Betracht.

8 Kreuzschmerz und Sport

Wer rastet, der rostet. Dieser geläufige Spruch bringt den Zusammenhang zwischen Aktivität bzw. Sport und Funktionsstörungen der Wirbelsäule auf einen einfachen Nenner. Die Kernaussage ist, daß Bewegung fit und gesund hält. Es gibt sogar Hinweise, daß regelmäßige sportliche Aktivität als ein Faktor für ein längeres und gesundes Leben gelten kann.

Kürzere Arbeitszeit, aber auch der wachsende Stellenwert des Sports in unserer Gesellschaft, führt immer mehr Menschen zu sportlichen Aktivitäten verschiedenster Form. Kraft, Ausdauer, Schnelligkeit, Beweglichkeit und Koordination werden verbessert.

Die Bedeutung der Muskulatur für eine ungestörte Wirbelsäulenfunktion wird zwar immer wieder hervorgehoben, doch auch Gelenkknorpel, Bandscheiben, Bänder und Sehnen profitieren von sportlicher Betätigung. Das gilt aber nicht ohne Einschränkung: Nicht nur die medienwirksamen Leiden der Spitzensportler, sondern auch sportbedingte Überlastungsschäden und Verletzungen gerade an der Lendenwirbelsäule machen eines deutlich: Sport ist oftmals eine Gratwanderung zwischen gesundheitsfördernder Wirkung und schädlicher Belastung, nicht selten mit der Folge irreversibler Schäden.

Selbst schonende und rückenfreundliche Sportarten können zu Verletzungen führen, wenn allgemeine Regeln wie angepaßte Aufwärm- oder »Cooling-down-Phasen« nicht beachtet werden. Dies ist besonders wichtig, da im Gegensatz zu Zerrungen an Armen oder Beinen Rumpfmuskelzerrungen, z. B. im Bereich der Bauchmuskulatur, einen wesentlich längeren Heilverlauf haben.

Eine orthopädische bzw. sportmedizinische Untersuchung muß jedem potentiellen Sportler empfohlen werden. Das gilt für Kinder und Jugendliche, die mit einer Sportart beginnen möchten genauso wie für ältere Menschen, die erstmals oder nach längerer Pause wieder sportlich aktiv werden möchten. Es kommt zwar nur ganz selten vor, daß man aufgrund von Wirbelsäulenerkrankungen oder angeborenen Veränderungen generell von sportlicher Betätigung abraten muß, aber gerade bei Kindern und Jugendlichen kann das frühzeitige Erkennen von statischen Veränderungen, z. B. des Beckens, spätere Probleme vermeiden. Ein nicht erkanntes Wirbelgleiten oder eine Spaltbildung der Wirbelbogengelenke können durch bestimmte Sportarten unter Umständen erheblich schlimmer werden.

Von überlastungs- oder verletzungsbedingten akuten Schmerzen an der Wirbelsäule sind besonders Sportarten betroffen, die

- mit hohen Gewichten verbunden sind (z. B. Gewichtheber),
- mit plötzlichen oder wiederholten Stauchungen der Wirbelsäule vor allem auf hartem Boden einhergehen (z. B. Tennis auf Betonboden) oder die Überdehnung von Muskulatur und Bändern bewirken (z. B. Wurf- Sprungdisziplinen, Tennis),
- mit einer schnellen Drehung allein oder in Kombination mit Streckung und Beugung der Wirbelsäule einhergehen (z. B. Tennisaufschlag),
- das Hohlkreuz unnatürlich verstärken,

mit Stauchung unter Verstärkung der Wirbelsäulenkrümmung einhergehen (Turm-, Trampolinspringer).

Bei diesen Sportarten treten insbesondere Muskelbandverletzungen sowie Bewegungsstörungen der Wirbelbogengelenke auf, die fast immer konservativ behandelt werden können. Knochenbrüche oder Zerreißungen des Bandapparates, die zur Instabilität führen, kommen nur selten vor, müssen dann aber häufig operiert werden.

Sportarten mit den höchsten Verletzungsraten

Bei der Auswertung von über 15.000 Verletzungen unterschiedlichster Lokalisation bei mehr als 13.000 Sportlern fand Professor Steinbrück bei folgenden Sportarten den höchsten Anteil an Wirbelsäulenverletzungen bzw. Überlastungsschäden:

Speerwurf	42,1 %
Gewichtheben	39,0 %
Schwimmen	31,6 %
Rudern	30,0 %
Trampolinspringen	22,5 %
Reiten	17,8 %

Das heißt: beim Speerwerfen sind 42,1 % aller Verletzungen an der Wirbelsäule lokalisiert.

In einer weiteren Untersuchung von Professor Krämer waren Badminton, Tennis, Handball, Basketball und Fußball führend. Die Hauptlokalisation war die Lendenwirbelsäule mit 91 %.

Insgesamt sind jedoch alle Aktivitäten schädlich, bei denen aufgrund von Kraftminderung, Ermüdung oder gestörter Koordination die Muskulatur nicht mehr in der Lage ist, Bandscheiben, Bänder und Sehnen zu schützen. Wenn zum Beispiel beim Laufen auf hartem Untergrund die Muskulatur nicht in der Lage ist, die Wirbelsäule in einer Mittelstellung zu halten, gerät sie in eine Stellung, in der die Erschütterungen bei jedem Schritt auf Knochen und Gelenke durchschlagen. Ähnliches gilt auch für Drehbewegungen. Diese werden erst dann gefährlich, wenn die Muskulatur ihre stabilisierende bzw. koordinierende Funktion durch Ermüdung nicht mehr erfüllen kann.

Das bedeutet, daß die Muskulatur so trainiert sein muß, daß sie

- im Bewegungsbereich der Sportart kräftig genug ist,
- koordiniert genug ist, um Schäden von Gelenken, Sehnen und Bändern fernzuhalten,
- ausdauernd genug ist, um dies auch gegen Ende der Sportausübung noch zu gewährleisten.

Auf den folgenden Seiten wird eine Auswahl populärer Sportarten hinsichtlich ihrer spezifischen Wirbelsäulenbelastung näher beleuchtet. Generell gilt:

Adäquate Vorbereitung auf Training und Wettkampf, gute Kondition und ausgefeilte Technik führen bei jeder Sportart zur Minderung des Verletzungsrisikos.

Sportarten und ihre Auswirkungen auf die Wirbelsäule

Fußball

Fußball verkörpert mehrere Elemente sportlicher Betätigung gleichzeitig. Kämpferische und läuferische Elemente sind eng miteinander verbunden. Die kämpferischen Elemente bergen die Gefahr von Überlastung und Verletzung in sich, die läuferischen Elemente wirken sich positiv aus.

Vor allem im Zweikampf ist die Verletzungsgefahr beim Fußballspielen groß. Für die Wirbelsäule sind Verdrehungen des Oberkörpers bei feststehendem Becken besonders belastend. Kopfballduelle können im Eifer des Gefechts zur Überstreckung der Wirbelsäule (Hyperlordosierung) führen. Eine Hyperlordose kann auch auftreten, wenn es durch ständiges Schießen und mangelnde Muskeldehnung zur Verkürzung der Hüftbeugemuskulatur kommt (Abb. 37).

Der stetige Wechsel zwischen Stehen, Gehen und Laufen fördert die Bandscheibenernährung und ist die rückenschonende Komponente des Fußballs.

Golf

Geht es um das Kriterium »rückenschonend oder rückenbelastend« ruft das Thema Golf beinahe ideologische Diskussionen hervor. Meistens wird Golfspielen als generell rückenbelastend angesehen. Die wechselseitige Rumpfdrehung von annähernd 45° als auslösendes Kraftmoment im Golfschwung, die anhaltende Vorneigung bei längerem Üben von kurzen Schlägen und die Hyperlordosierung der Lendenwirbelsäule bei Distanz-

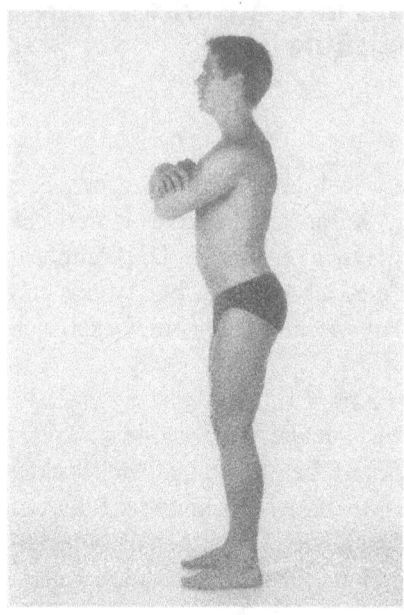

Abb. 37. Hohlkreuz (Hyperlordose) durch verkürzte Hüftbeugemuskulatur.

schlägen werden dafür verantwortlich gemacht. Aufgrund der allgemeinen Häufigkeit von Kreuzschmerz und Bandscheibenerkrankungen in der Bevölkerung kann der Kreuzschmerz des Golfspielers natürlich nicht automatisch dieser Sportart angelastet werden.

Wie bei kaum einer anderen Sportart sind Trainingsaufbau, Schlagtechnik, Konzentration und Körperbeherrschung von großer Bedeutung für die Vermeidung von sportbedingten Beschwerden. Wenn ohne Vorbereitung und Aufwärmtraining auf der Driving Range in kurzer Zeit 100 Bälle und mehr geschlagen werden, sind überlastungsbedingte Beschwerden nicht verwunderlich. Eigentlich sind sehr rückenfreundliche Elemente, wie ausgedehntes Gehen auf weichem Boden zwischen den Golfschwüngen fest in Training und Wettkampf verankert. Die Technik beim Golfschwung und Putten muß bei Bedarf in Zusammenarbeit zwischen Sportler und behandelndem Orthopäden der individuellen Problematik des Kreuzschmerzpatienten angepaßt werden.

Handball

Prinzipiell gelten beim Handball die gleichen Bemerkungen wie beim Fußball. Auch hier gehen kämpferische und läuferische Elemente einher. Die Verletzungsgefahr bezüglich der Wirbelsäule ist jedoch erhöht, da es bei den unterschiedlichsten Wurfbewegungen zu erhöhter Rotationsbelastung kommt.

Basketball und Volleyball

Beim Basketball und Volleyball liegt das rückenbelastende Element in immer wiederkehrenden Sprüngen mit Stauchung insbesondere der Bewegungssegmente der Wirbelsäule.

Tennis

Tennis gehört eher zu den rückenbelastenden Sportarten. Insbesondere beim Aufschlag kommt es zur erheblichen Rotationsbelastung mit schädlicher Überstreckung der Bewegungssegmente. Das Argument, daß Freizeitsportler weniger kräftig aufschlagen als die Profis und damit weniger die Wirbelsäule belasten, trifft zwar zu, nur darf man nicht außer acht lassen, daß häufig eine schlechte Technik beim Freizeitsportler diese Tatsache wieder zunichte macht.

Ski Alpin

Das alpine Ski fahren muß den rückenbelastenden Sportarten zugeordnet werden. Buckelige Pisten mit vielen kleinen und größeren Sprüngen führen speziell beim Abfahrtslauf zur wiederholten Stauchung. Slalom und Schwünge verursachen wiederum Rotationsbelastungen. Wie bei kaum einer anderen Sportart bestehen bei den meisten Freizeitsportlern erhebliche konditionelle und technische Defizite. Wer ohne Vorbereitung in die für die meisten Sportler nur episodische Skisaison startet, beschwört Überlastung und Verletzung geradezu herauf.

Beim immer populärer werdenden Snowboard sind Stürze mit Stauchung der Wirbelsäule noch häufiger und die Rotationsbelastung verstärkt.

Skilanglauf

In der Hitliste rückenschonender Sportarten steht der Skilanglauf ganz oben. Stauchende, verdrehende oder hohlkreuzverstärkende Elemente kommen fast nicht vor. Allgemeine Ausdauer und Bandscheibenernährung werden optimal gefördert.

Joggen

Das Joggen ist ebenfalls als rückenschonende Sportart anzusehen. Die beim Skilanglauf erwähnten positiven Aspekte gelten ausnahmslos auch für das Joggen. Jedoch kann es, insbesondere beim Laufen auf hartem oder unebenem Untergrund, zur Stoß- bzw. Stauchungsbelastung kommen.

Hockey

Das Hockeyspiel erfordert über lange Strecken eine gebeugte Rumpfhaltung. Die Schläge führen ständig zur Rumpfverdrehung. Durch die Kombination aus ständiger Rumpfdrehung und vorgebeugter Haltung gehört Hockey zu den rückenbelastenden Sportarten.

Radfahren

Radfahren ist gesund! Damit das Radfahren den rückenschonenden Sportarten zugeordnet werden kann, müssen einige Bedingungen erfüllt sein: Voraussetzung ist ein adäquat angepaßtes Fahrrad. Das heißt Rahmenhöhe, Sattel und Lenker sollten möglichst individuell eingestellt werden. Ist der Lenker zu tief eingestellt, kommt es zur konstanten Beugehaltung der Wirbelsäule und zur belastenden Überstreckung der Halswirbelsäule. Der Sattel sollte durch gute Federung Stöße von der Wirbelsäule abhalten.

Reiten

Kräftige Muskulatur, gute Kondition und »gerader Rücken« sind wichtige Voraussetzungen für geringe Wirbelsäulenbelastung. Eine gute Abstimmung zwischen Reiter und Pferd hilft schädliche Stauchungen zu vermeiden. Werden diese Regeln befolgt, ist das Reiten als rückenschonende Sportart zu bezeichnen.

Schwimmen

Wie beim Radfahren sind Ausführung und Technik wichtig, um von einer rückenschonenden Sportart sprechen zu können. Forciertes Brustschwimmen und Delphinschwimmen führen in der Regel zur verstärkten Hohlkreuzbildung und sind somit für Wirbelsäulenpatienten nicht so geeignet. Langsames Umherschwimmen im Bruststil mit fast senkrecht stehenden Körper ist hingegen unbedenklich. Rückenschwimmen ist gerade für Wirbelsäulenpatienten besonders empfehlenswert. Auch auf eine angenehme Wassertemperatur ist zu achten.

Ein allgemeiner Vorteil ist die Verringerung der Schwerkraftwirkung im Wasser, die man sich z. B. nach Operationen bei noch nicht erlaubter Vollbelastung zunutze machen kann.

Turnen

Die meisten Boden- und Geräteturnübungen sind mit rückenbelastender Hohlkreuzbelastung, mit immer wiederkehrenden Stauchungen durch unterschiedliche Sprünge und Rotationsbelastungen verbunden. Intensives Training schon im Kindes- und frühen Jugendalter kann zu Überlastungsschäden mit zum Teil irreversiblen Folgen führen. Boden- und Geräteturnen ist somit den rückenbelastenden Sportarten zuzuordnen.

Kraftsport

Die steigende Beliebtheit von Kraftsport und Bodybuilding fern ab von krankengymnastischen oder sportspezifischen Aspekten hat jedoch sicherlich auch andere

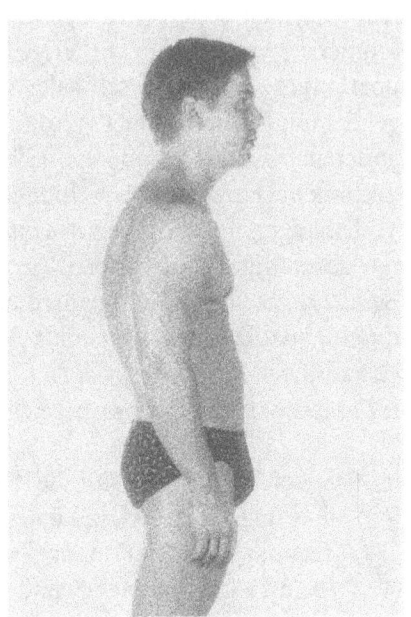

Abb. 38. Rundrücken durch Verkürzung der Brustmuskulatur als Beispiel einer Störung des muskulären Gleichgewichts.

Gründe als die Muskulatur für eine ungestörte Wirbelsäulenfunktion zu stärken. Immer mehr Freizeit und damit immer mehr Zeit zum Training sind ein Punkt. Spezielle Schönheitsideale, die weniger die sinnvolle Funktion der Muskulatur als sicht- und meßbare Muskelpakete in den Vordergrund stellen, sind eine andere Sache. Das überwiegende Training kosmetisch exponierter Muskelgruppen, z. B. der Brustmuskulatur und gleichzeitige Vernachlässigung anderer Muskeln führt zur Störung des muskulären Gleichgewichts mit Verkürzung einzelner Muskeln. Dieses kann zur verstärkten Belastung von Bandscheiben, Bändern und Gelenken bis hin zur Ausbildung eines Rundrückens führen (Abb. 38).

Klar ist: Ein individuell abgestimmtes und dosiertes Krafttraining unter ärztlicher bzw. krankengymnastischer/physiotherapeutischer Anleitung kann Wirbelsäulenproblemen sogar vorbeugen. Liegen bereits Rückenschmerzen vor, ist eine vorherige ärztliche Untersuchung unerläßlich. Es ist ein schmaler Grat zwischen vorbeugender und schädigender Wirkung. Mehr noch als bei anderen Sportarten müssen richtige Ausführung und Technik der verschiedenen Übungen zur Vermeidung von Verletzungen und Schäden beachtet werden. Dazu gehören sorgfältiges Aufwärmen, genaue Instruktionen zur Benutzung von Trainingsgeräten und ständige Begleitung durch qualifiziertes Personal. Werden entsprechende Grundsätze und Regeln beachtet, kann der Kraftsport als rückenschonende Sportart bezeichnet werden.

> Sport ist wichtig für die Bandscheibenernährung und ungestörte Wirbelsäulenfunktion. Eine falsche Technik oder ein mangelhafter Trainingszustand kann zu irreversiblen Schäden führen.

9 Vorbeugung

Angesichts der enormen Häufigkeit von Rückenbeschwerden, selbst bei Kindern und Jugendlichen und den dadurch verursachten menschlichen, sozialen und volkswirtschaftlichen Folgen, stellt sich die Frage nach einer wirksamen Vorbeugung. Vorbeugende Maßnahmen sind um so einfacher zu planen und umzusetzen, je genauer die Risikofaktoren für die jeweilige Krankheit bekannt sind und je einfacher diese zu beeinflussen sind.

Nun wissen wir bereits, wie vielfältig die Risikofaktoren insgesamt sind und wie schwierig sie im Einzelfall oft zu ermitteln sind.

Wirksame Vorbeugung für eine große Gruppe von Menschen muß also viele Aspekte berücksichtigen und alle Lebensbereiche umfassen.

Ein erster, wenn meistens auch schwerer Schritt, ist die Umstellung allgemeiner Lebensgewohnheiten. Einstellung des Rauchens, Gewichtskontrolle bzw. Gewichtsabnahme wirken sich positiv aus.

Rückenschule

Die Bemühungen der letzten Jahrzehnte für eine Vorbeugung, die den gesundheitsbewußten Menschen aktiv mit einbezieht, sind in der sogenannten »Rückenschule« zusammengefaßt. Die Rückenschule bezeichnet eine international verbreitete Maßnahme aus dem Bereich der Verhaltensmedizin, die der Vorbeugung und Rehabilitation von Rückenerkrankungen dienen soll. Es handelt sich also um ein spezielles Haltungs- und Verhaltenstraining.

Die Verhaltensmedizin beruht auf der Erkenntnis, daß ein umfassendes Verständnis von Gesundheit und Krankheit nur unter gleichzeitiger Berücksichtigung biologischer, seelischer und sozialer Faktoren möglich ist. Sie setzt auf die Steuerung und Kontrolle seelischer und körperlicher Prozesse durch den Menschen selbst.

Wie sieht das konkret aus?

Lange bevor der Rückenschmerz in das Zentrum des Interesses rückte, erkannte man die Bedeutung von Verhalten und Lebensstil für Vorbeugung und Behandlung chronischer Erkrankungen im allgemeinen. Am häufigsten wurden verhaltensmedizinische Maßnahmen gegen Rauchen, bei der Bekämpfung von Übergewicht, Bluthochdruck und Kopfschmerzen eingesetzt.

Der verhaltensmedizinische Ansatz beim Rückenschmerz unter dem Stichwort Rückenschule beruht auf der Annahme, daß falsches Bewegungsverhalten als wesentlicher Faktor für Wirbelsäulenverschleiß und Rückenschmerzen gilt.

Hieraus ergeben sich unterschiedliche Zielgruppen: Im Idealfall versucht man bereits Kinder und Jugendliche in Rückenschulprogramme einzubinden, damit Rückenschäden bzw. -schmerzen gar nicht erst auftreten. Am häufigsten haben wir es natürlich mit Menschen zu tun, die bereits mehr oder weniger häufig und stark unter Rückenschmerzen leiden. Hier ist das Ziel, Häufigkeit und Heftigkeit der Beschwerden zu reduzieren.

Das Rückenschul-Team sollte von einem Facharzt für Orthopädie geleitet werden und umfaßt eine(n) Krankengymnast/in, Physiotherapeut/in, Ergotherapeut/in und idealerweise zusätzlich einen speziell ausgebildeten Psychologen.

Aus der Zusammensetzung des Teams werden bereits unterschiedliche Ansatzpunkte erkennbar: Zum einen soll wirbelsäulenbelastendes Verhalten, also fehlerhaftes Sitzen, Heben, Bücken und Tragen durch wirbelsäulenfreundliches Verhalten ersetzt werden. Der Psychologe soll beim Lernen des Rückenschulinhaltes Hilfestellung leisten und Mechanismen des individuellen Schmerzerlebens und Schmerzempfindens darstellen. Gleichzeitig wird mit den Rückenschulteilnehmern oftmals ein spezielles Muskelentspannungs- bzw. allgemeines Entspannungstraining durchgeführt. Ein Schwerpunkt der Prävention ist Aktivität, also Bewegung und Training.

Interessanterweise hat man die Bedeutung dieser Faktoren für die Entstehung bzw. Behandlung von Rückenschmerzen bereits Anfang des 19. Jahrhunderts erkannt: So wurde 1825 in Montpellier/Frankreich ein Institut für Menschen mit Rückenbeschwerden gegründet, das körperliche Aktivität zum obersten Behandlungsprinzip machte. Es war mit einem Schwimmbad, sowie Turngeräten für Balance und Kletterübungen ausgerüstet.

Ein weiteres Schlagwort im »Gesetzestext« der Rückenschule ist der »gerade Rücken«. Damit ist die Vermeidung einer übermäßigen Hohlkreuz- bzw. Rundrückenbildung bei allen körperlichen Aktivitäten gemeint, um Bandscheiben und Gelenke möglichst wenig zu belasten.

Tabelle 3. Die 10 Regeln der Rückenschule (nach J. Krämer).

1. Du sollst Dich bewegen.
2. Halte den Rücken gerade.
3. Gehe beim Bücken in die Hocke.
4. Hebe keine schweren Gegenstände.
5. Verteile Lasten und halte sie dicht am Körper.
6. Halte beim Sitzen den Rücken gerade und stütze den Oberkörper ab.
7. Stehe nicht mit geraden Beinen.
8. Ziehe beim Liegen die Beine an.
9. Treibe Sport, am besten Schwimmen, Laufen oder Radfahren.
10. Trainiere täglich Deine Wirbelsäulenmuskeln.

Der Begriff »Gerader Rücken« führt teilweise zu geradezu ideologischen Diskussionen. Leidgeprüfte Patienten werden bei unterschiedlichen Ärzten und Krankengymnasten immer wieder durch vermeintlich voneinander abweichende Anweisungen irritiert. Mal ist vom geraden Rücken, mal vom leichten Hohlkreuz die Rede usw.

Beim schmerzfreien Menschen ist letztendlich die Einhaltung der normalen also »physiologischen« Vorwärtskrümmung der LWS (Lordose) gemeint. In dieser Position scheint eine optimale Tragfähigkeit der Lendenwirbelsäule für Belastungen in der Längsachse zu bestehen. Anders beim Kreuzschmerzpatienten: Hier muß zunächst eine beschwerdefreie Haltung gefunden werden, aus der heraus sowohl krankengymnastische Übungen als auch Alltagsaktivitäten erfolgen.

Auch Verdrehungen der einzelnen Wirbelsäulensegmente gegeneinander verursachen vermutlich eine besonders hohe Belastung.

Rückenschule umfaßt alle Lebensbereiche. Neben den alltäglichen Beschäftigungen müssen Arbeitsplatz/-

Haushalt, Kindergarten und Schule und vor allem der Sport mit einbezogen werden.

Da Rückenschule meistens in Gruppen stattfindet, müssen individuelle Probleme des einzelnen Patienten naturgemäß zusätzlich berücksichtigt werden. Das gilt natürlich besonders für individuelle seelische und soziale Probleme oder spezielle psychologische Merkmale. Die komplexen Zusammenhänge rückenfreundlichen Verhaltens finden ihren Niederschlag in unterschiedlichen Rückenschulgesetzen. So stehen auch bei den 10 Regeln der Rückenschule nach Krämer (Tabelle 3) Aktivität, gerader Rücken und Hebe-Tragetechniken im Vordergrund.

Übungsprogramm zur Muskelkräftigung und -dehnung

Die folgenden Beispiele stellen nur einen kleinen Ausschnitt aus dem breiten Spektrum geeigneter Übungen dar. Sie können jedoch als Grundlage eines *Übungsprogrammes zur Muskelkräftigung und -dehnung* dienen, das überall ohne Hilfsmittel durchführbar ist. Die empfohlene Ausführung setzt eine intakte Herz-Kreislauf-Funktion voraus.

Wir haben bereits erwähnt, daß optimale Kraft und Länge der Muskelgruppen eine wichtige Grundlage für ungestörte Funktion und Schutz vor Verletzung sind. An der Gesunderhaltung der Wirbelsäule ist nicht nur die eigentliche Wirbelsäulenmuskulatur beteiligt, sondern wesentlich auch Bauch-, Hüft- und Beinmuskulatur.

Leiden Sie bereits unter Kreuzschmerzen, muß von undifferenzierten Übungsprogrammen abgeraten werden. Nur die genaue Untersuchung und Abklärung der Schmerzursache beim Hausarzt oder Orthopäden kann Schäden durch falsche Übungen vermeiden. Erst nach

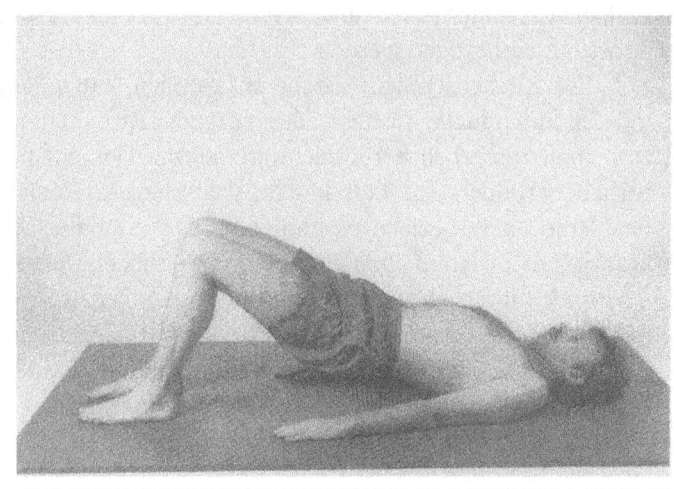

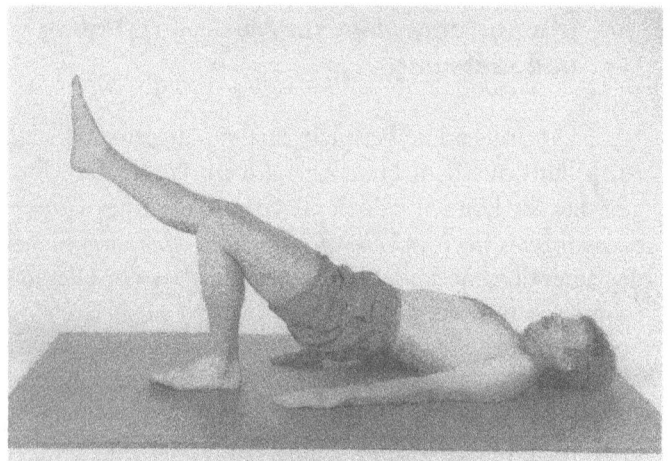

Abb. 39a,b. Kräftigung der Rumpfmuskulatur in Rückenlage.

genauer Untersuchung kann dann ein spezielles Übungsprogramm zusammengestellt werden, das zumindest am Anfang unter krankengymnastischer/physiotherapeutischer Anleitung durchgeführt werden sollte.

Übungen zur Rumpfstabilisation
Ausführung: 7–10 Sekunden maximal anspannen. 10 Sekunden Pause. Erneut maximal anspannen. Wiederholen bis zur muskulären Erschöpfung.

1. Rückenlage – Kräftigung der Rumpfmuskulatur (Abb. 39a)
a) Rückenlage. Lendenwirbelsäule durch Anspannung der Bauchmuskeln auf die Unterlage drücken
b) Becken vom Boden abheben bis Oberschenkel und Rumpf eine Linie bilden: Stellung 10 Sekunden halten
Steigerung: Ein Bein im Wechsel rechts und links wegstrecken. Einseitiges Abkippen des Beckens vermeiden (Abb. 39b)

2. Bauchlage – Kräftigung der Rumpfmuskulatur (Abb. 40)
a) Bauchlage
b) Oberkörper aufrichten: Ellenbogengelenke stehen unter den jeweiligen Schultergelenken
c) Füße aufstellen
d) Anspannung der Bauchmuskulatur zur Stabilisierung der Lendenwirbelsäule, so daß Oberkörper, Gesäß und Beine eine Linie bilden.
Steigerung: Beine im Wechsel anheben.

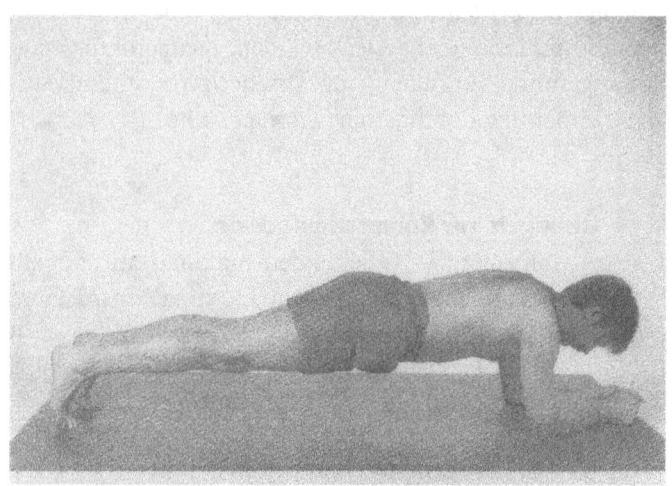

Abb. 40. Kräftigung der Rumpfmuskulatur in Bauchlage.

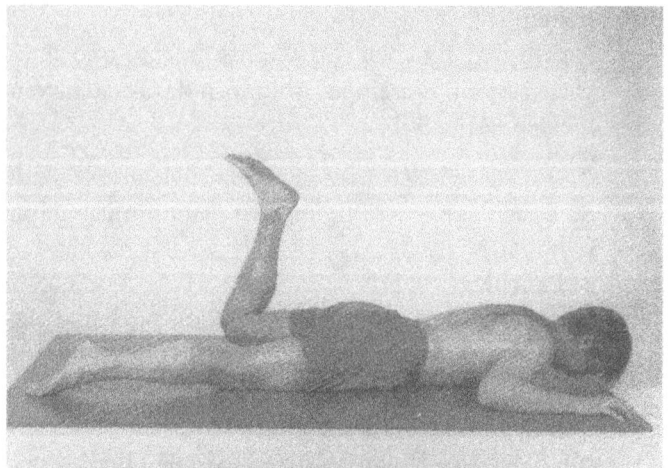

Abb. 41. Kräftigung der Gesäß- und rückseitigen Oberschenkelmuskulatur in Bauchlage.

3. Bauchlage – Kräftigung der Gesäß- und rückseitigen Oberschenkelmuskulatur (Abb. 41)
a) Bauchlage
b) rechtes/linkes Bein gebeugt
c) linkes/rechtes Bein in der Hüfte strecken und etwas vom Boden abheben
d) Rücken gerade halten

Dehnungsübungen
Ausführung: Vor dem Dehnen Sport oder Aufwärmübungen. Keine ruckartig-federnden Bewegungen. Deutliches Dehngefühl muß im Muskel unterhalb der Schmerzgrenze erreicht werden. Dehnstellung 20 Sekunden halten und jede Übung 5mal wiederholen.

1. Hintere Oberschenkelmuskulatur (Abb. 42)
a) Rückenlage
b) Bein in der Hüfte beugen
c) dabei mit den Händen den Oberschenkel so weit wie möglich zum Bauch ziehen.
d) Knie strecken und Fußspitze zur Nase hinziehen, bis Dehnung an der Oberschenkelrückseite spürbar wird.
e) Anderes Bein gestreckt auf die Unterlage drücken.

2. Tiefer Hüftbeugemuskel (Abb. 43)
a) mit einem Bein knien
b) Ferse des hinteren Beines nach außen drehen
c) Becken durch Anspannung der Bauchmuskeln nach hinten kippen
d) Gewichtsverlagerung nach vorn, bis in der Leiste des hinteren Beines eine Dehnung spürbar wird.

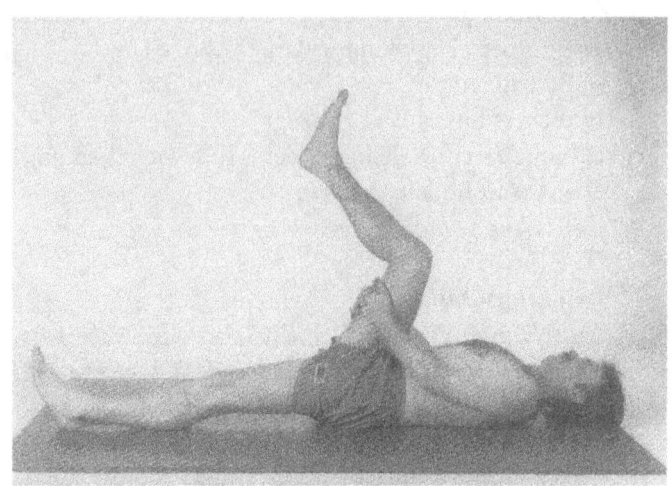

Abb. 42. Dehnung der hinteren Oberschenkelmuskulatur.

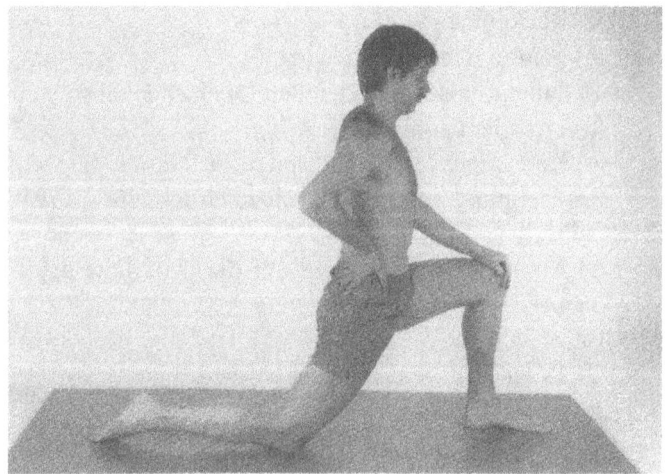

Abb. 43. Dehnung des tiefen Hüftbeugemuskels.

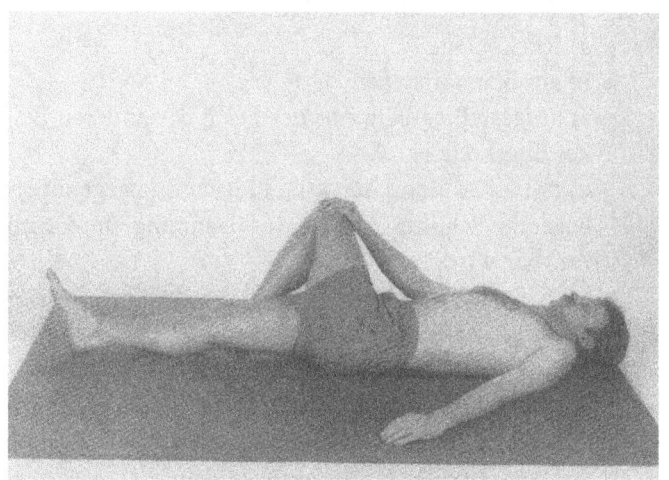

Abb. 44. Dehnung des tiefen Gesäßmuskels.

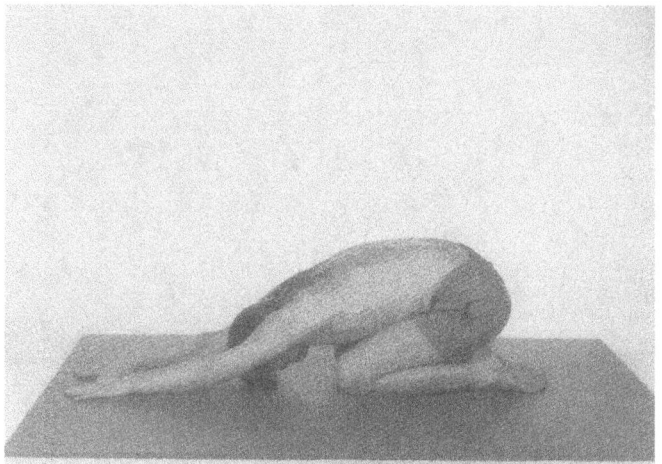

Abb. 45. Dehnung der Rückenstrecker.

3. Tiefer Gesäßmuskel (Abb. 44)
a) Rückenlage
b) ein Bein aufstellen
c) aufgestelltes Bein mit der Ferse des anderen Beines überkreuzen
d) mit einer Hand das Knie in Richtung gegenüberliegende Schulter ziehen, bis Dehnung im Gesäß spürbar wird.

4. Rückenstrecker (Abb. 45)
a) Fersensitz
b) Arme weit nach vorn strecken und ablegen
c) Kinn zur Brust nehmen, bis Dehnung im Rücken spürbar wird.

10 Erklärung medizinischer Fachausdrücke

Adipositas Übergewicht
Anamnese Das krankheitsbezogene ärztliche Gespräch
Anulus fibrosus Äußerer Faserring, der den Gallertkern der Bandscheibe umgibt
APLD Abkürzung für Automatisierte Perkutane Lumbale Diskektomie: Spezielles Saug-Schneide-Verfahren zur Bandscheibenoperation
Arthrose Gelenkverschleiß
Atlas erster Halswirbel
Autogenes Training ist ein systematisches Üben zum Zweck der Entspannung mittels geistiger Vorstellungen
Axis zweiter Halswirbel

Bewegungssegment Umschriebener Wirbelsäulenabschnitt unter anderem aus zwei benachbarten Wirbelkörpern und dazwischenliegender Bandscheibe bestehend
BSG Blutuntersuchung mit Bestimmung der Blutsenkungsgeschwindigkeit

Cauda equina Nervenwurzelbündel, pferdeschwanzähnlich im unteren Teil des Wirbelkanales verlaufend

Chemonukleolyse Bandscheibenverflüssigung durch Injektion eines Medikamentes beim Bandscheibenvorfall

Chirotherapie auch synonym für Manuelle Therapie benutzt. Nichtoperatives Behandlungsverfahren bei Funktionsstörungen des Bewegungsapparates

Claudicatio intermittens/spinalis auch Schaufensterkrankheit genannt. Rücken- und/oder Beinschmerz, der sich mit zunehmender Gehstrecke verschlimmert.

Computertomographie synonym CT. Bildgebendes Verfahren mit Röntgenstrahlen, das Querschnittsbilder ermöglicht

CT-Diskographie Kontrastmitteluntersuchung der Bandscheibe mit anschließender Computertomographie

Degeneration Alterung/Verschleiß eines Gewebes

Dekompression Entlastung

Densitometrie Knochendichtemessung zum Nachweis von Knochenschwund (Osteoporose)

Differentialblutbild Untersuchung der Zellzusammensetzung im Blut

Discus intervertebralis Bandscheibe

Diskographie Darstellung der Bandscheibe im Röntgenbild mit Kontrastmittel

Distensionstest Test, ob beim Einspritzen von Flüssigkeit, z. B. Kontrastmittel, in die Bandscheibe ein typischer Schmerz auftritt

Elektromyographie Abkürzung: EMG. Elektronische Aufzeichnung der Muskelerregung

Elektrophorese Analyse der Eiweißzusammensetzung, z. B. im Blut

Epidurale Injektion Einspritzen eines Medikamentes in den Wirbelkanal

Extrusion Bandscheibenvorfall, der den äußeren Faserring durchbrochen hat

Facettengelenk Wirbelbogengelenk
Facetteninfiltration Einspritzen eines Medikamentes in ein Wirbelbogengelenk
Facettenkoagulation Verödung von Wirbelbogengelenken als Schmerzbehandlung
Fehlregulationsschmerz durch einen Rückkoppelungsmechanismus (Teufelskreis) von Angst, Verspannung und reflektorischer Schmerzverstärkung kann sich das Schmerzerleben aufschaukeln und verfestigen
Foramen intervertebrale Zwischenwirbelloch

Gibbus Buckel oder Wirbelsäulenabknickung

Iliosakralgelenke Kreuzbein-Darmbein-Gelenke
Ischialgie Beinschmerz

Kernspintomographie Abkürzung: MR, MRI, NMR: Bildgebendes Verfahren ohne Röntgenstrahlen. Erzeugt Schnittbilder in allen Ebenen des Raumes
Konflikte Unverträgliche Strebungen und Motive, deren innerseelische (Fehl-) Verarbeitung zu Angst und Spannungen oder zu Lernerfahrungen führen
Konus-Kauda-Syndrom spezielle Lähmungsform durch Irritation der Cauda equina z. B. durch großen Bandscheibenvorfall
Konversion die Verlagerung seelischer Konflikte in den körperlichen Bereich, wodurch die betroffene Person entlastet wird
Körpertherapie psychotherapeutische Methode, die mit dem Körper arbeitet, um Fehlhaltungen zu

überwinden, Verspannungen zu beheben und Schmerzen zu lindern
Kyphose Rückwärtsschwung eines Wirbelsäulenabschnitts, Rundrückenbildung

Lasertherapie minimal invasives Behandlungsverfahren, z. B. beim Bandscheibenvorfall, mit Hilfe einer Laserfaser
Laterale Stenose Einengung eines oder mehrere Zwischenwirbellöcher
Leukozytose erhöhte Zahl weißer Blutkörperchen
Limbisches System entwicklungsgeschichtlich altes Hirnsystem zwischen Hirnstamm und Großhirn, das die emotionale Verarbeitung reguliert
Liquor Hirnwasser
Lordose Vorwärtsschwung eines Wirbelsäulenabschnittes, Hohlrückenbildung
Lumbal im Bereich der Lendenwirbelsäule
Lumbalgie Kreuzschmerz
Lumboischialgie Kreuz-Bein-Schmerz

Myelo-CT Kontrastmitteluntersuchung des Spinalkanals mit anschließender Computertomographie
Myelographie Kontrastmitteluntersuchung des Spinalkanals zur Darstellung der dort verlaufenden Nerven

NAPLD Nichtautomatisierte perkutane lumbale Diskektomie (vgl. APLD)
Nervenwurzelblockade Spritzen eines örtlichen Betäubungsmittels in die Nähe einer Nervenwurzel
Neurolyse operative Befreiung einer Nervenwurzel z. B. aus Narbengewebe
Nozizeptoren Schadensfühler, schmerzempfindliche Nervenenden, die in fast allen Geweben verteilt sind

NpP Abkürzung für Nucleus pulposus Prolaps; andere Bezeichnung für Bandscheibenvorfall
Nucleus pulposus Gallertkern der Bandscheibe

Os coccygis Steißbein
Os sacrum Sakrum: Kreuzbein
Osteophyt Zackenförmiger Knochenanbau bei Wirbelsäulen- oder Gelenkverschleiß
Osteoporose Knochenschwund, Abnahme der Knochendichte

Palpation Tastuntersuchung
Postdiskotomiesyndrom Beschwerdebild nach fehlgeschlagener Bandscheibenoperation
Prävention Vorbeugung; Maßnahmen, die der Erhaltung der Gesundheit dienen
Processus spinosus Dornfortsatz des Wirbels
Processus transversus Querfortsatz des Wirbels
Progressive Ralaxation Entspannung und emotionales Wohlbefinden durch Erlernen muskulärer Entspannung
Protrusion Bandscheibenvorfall bei dem der Anulus fibrosus noch nicht durchbrochen ist
Pseudoradikulär Schmerzausstrahlung, die keiner Nervenwurzel zuzuordnen ist
Psychoanalyse von S. Freud begründetes Verfahren der Psychotherapie, das die Bearbeitung unbewußter seelischer Vorgänge leistet
Psychodynamik das Verständnis der innerseelischen Vorgänge und Abläufe aus psychoanalytischer Sicht
Psychologie Humanwissenschaft, die das Erleben und Verhalten des Menschen erforscht
Psychosomatik berücksicht seelische und körperliche Faktoren in ihrem Einfluß auf Gesundheit und Krankheit

Psychotherapie Krankenbehandlung mit seelischen Mitteln, um Mangelerfahrungen des Menschen durch vertiefte Einsicht und angemesseneren Realitätsbezug zu korrigieren

Radikulär z. B. radikuläre Schmerzen: durch Nervenwurzelirritation verursachte Schmerzausstrahlung z. B. ins Bein
Radix Nervenwurzel

Sakrale Überflutung Einspritzen eines Medikamentes vom Kreuzbein aus in den Wirbelkanal
Sequester Beim Bandscheibenvorfall frei im Wirbelkanal liegendes Bandscheibengewebe
Schmerzbewältigung durch gedanklich-bildhafte Methoden des Umgangs mit dem Schmerz wird trainiert, die Schmerztoleranz zu erhöhen und das Schmerzerleben zu reduzieren
Schmerzverarbeitungsstörung sie liegt dann vor, wenn sich das Schmerzerleben von der Grunderkrankung löst, sich verselbständigt
Schmerzverhalten der menschliche Ausdruck beim Schmerzerleben zeigt sich in der Mimik, im Klagen und in der Schonhaltung unter Einschluß von Reflexen und vegetativen Zeichen (z. B. Schwitzen)
Skoliose Drehseitverbiegung der Wirbelsäule
Somatisierung die Fähigkeit des Menschen, ein Gefühl auf den Körper zu beziehen und das Gefühl als einen körperlichen Zustand aufzufassen.
Spina bifida Sogenannter offener Rücken. Spaltbildung der Wirbelsäule
Spinalkanal Wirbel- oder Rückenmarkkanal
Spondylarthrose Verschleiß eines Wirbelbogengelenkes

Spondylodese operative Versteifung eines Wirbelsäulenabschnittes
Spondylodiszitis eitrige Entzündung von Bandscheibe und angrenzenden Wirbelkörpern
Spondylolisthese Wirbelgleiten
Spondylolyse Spaltbildung des Wirbelbogens im Bereich der Wirbelbogengelenke
Spondylose Verschleißbedingte Knochenzackenbildung am Wirbelkörper
Stenose Einengung
Streß Krankheiten können als Folge von Belastungen dann auftreten, wenn der Organismus ihnen nicht länger gewachsen ist und die Bewältigungsmöglichkeiten des Individuums unzureichend sind
Szintigraphie Knochenstoffwechseluntersuchung

TENS Transkutane Elektrische Nerven Stimulation; spezielle Form der Strombehandlung zur Schmerzlinderung mittels eines am Körper tragbaren Gerätes
Thorakal im Bereich der Brustwirbelsäule

Verhaltensmedizin berücksichtigt seelische und körperliche Faktoren in ihrem Einfluß auf Gesundheit und Krankheit
Video-Raster-Stereographie computergesteuerte optische Vermessung der Rückenoberfläche und Rumpfstatik

Zervikal im Bereich der Halswirbelsäule

Weiterführende Literatur

Czolbe AB (1994) Rückenschule in Kindergarten und Schule. Kovac J
Tilscher H, Eder M (1994) Wirbelsäulenschule aus ganzheitsmedizinischer Sicht. Hippokrates, Stuttgart
Ullrich C-H (1991) Training ohne Reue. W. Zuckschwerdt
Jerosch J, Castro WHM (1994) Das Facettensyndrom. Enke Verlag, Stuttgart
Krämer J (o.J.) Bandscheibenschäden. Wilhelm Heyne, München
Nentwig CG, Krämer J, Ullrich CH (1993) Die Rückenschule. Enke, Stuttgart
Sobotta J, Becher H (1972) Atlas der Anatomie des Menschen. Bd. 1. Urban und Schwarzenberg, München
Tilscher H, Eder M (1994) Wirbelsäulenschule aus ganzheitsmedizinischer Sicht. Hippokrates, Stuttgart
Ullrich C-H (1991) Training ohne Reue: W. Zuckschwerdt
Von der Burg U, Attermeyer R, Overbeck M (1993) Rückenschule in Theorie und Praxis. Gustav Fischer, Stuttgart
Nentwig CG, Krämer J, Ullrich CH (1993) Die Rückenschule. Enke, Stuttgart

Abbildungsnachweis
Abb. 4   Quelle unbekannt
Abb. 10, 12   Sobotta J, Becher H (1972) Atlas der Anatomie des Menschen. Bd. 1. Urban und Schwarzenberg, München
Abb. 7, 8, 14, 21a,b, 29   Jerosch J, Castro WHM (1994) Das Facettensyndrom. Enke Verlag, Stuttgart
Abb. 13   CIBA-GEIGY GmbH, Wehr/Baden
Abb. 30   Pain. Elsevier Science B.V., Amsterdam
Abb. 33a,b   Pace Medical GmbH, Freiburg
Abb. 36   B. Fritsche, Münster

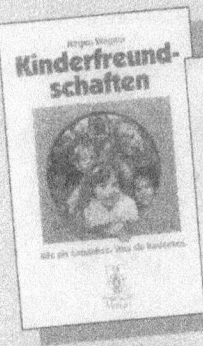
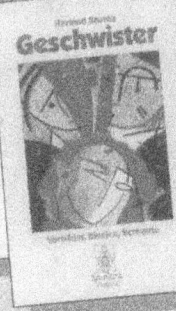
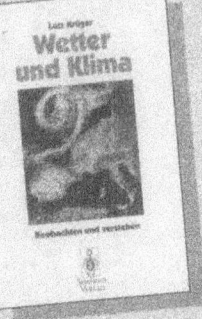

1994. VII, 211 S. 65 Abb.,
22 in Farbe. Brosch.
DM 29,80; öS 232,50; sFr 29,80
ISBN 3-540-57895-1 ▼

▲ 1994. IX, 182 S.
13 Abb., 12 in Farbe.
Brosch. **DM 29,80**;
öS 232,50; sFr 29,80
ISBN 3-540-57894-3

▲ 1994. XI, 223 S.
21 Abb. Brosch.
DM 29,80;
öS 232,50; sFr 29,80
ISBN 3-540-57603-7

2. Aufl. 1994. IX, 254 S.
19 Abb. Brosch.
DM 34,80; öS 271,50;
sFr 34,80
ISBN 3-540-57786-6 ▼

1994. IX, 238 S. 48 Abb.,
19 in Farbe. Brosch.
DM 29,80; öS 232,50;
sFr 29,80
ISBN 3-540-57602-9 ▼

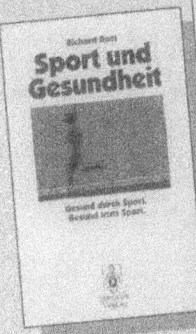
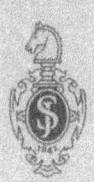

▲ 1994. XI, 209 S.
43 Abb., 1 Tab.
Brosch. **DM 29,80**; öS 232,50;
sFr 29,80 ISBN 3-540-57040-3

Springer

Preisänderungen vorbehalten

Tm.BA94.11.8

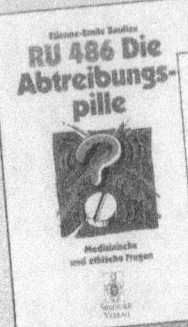

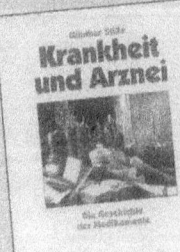

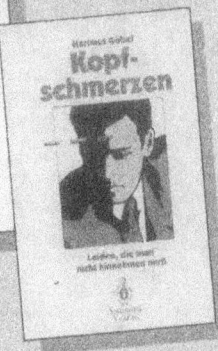

1994. XVIII, 344 S.
98 Abb., 3 in Farbe
Brosch. **DM 29,80**;
öS 232,50; sFr 29,80
ISBN 3-540-57897-8
▼

▲
1994. VI, 159 S.
24 Abb.
Brosch. **DM 29,80**;
öS 232,50; sFr 29,80
ISBN 3-540-57902-8

▲
1994. XIII, 199 S.
77 Abb., 16 in Farbe
Geb. **DM 39,80**;
öS 310,50; sFr 39,80
ISBN 3-540-57101-9

1994. XI, 247 S.
48 Abb., 24 in Farbe
Brosch. **DM 34,80**;
öS 271,50; sFr 34,80
ISBN 3-540-57898-6
▼

◄
1994. IX, 181 S.
22 Abb., 13 in Farbe
Brosch. **DM 29,80**;
öS 232,50; sFr 29,80
ISBN 3-540-57900-1

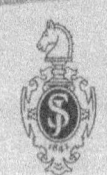

Springer

Preisänderungen vorbehalten

Tm.BA94.11.8

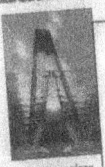

◀ 1993. XV, 257 S. 73 Abb., davon 12 in Farbe. 2 Tab.
DM 29,80; öS 232,50; sFr. 33,- ISBN 3-540-56664-3

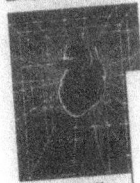

◀ 2. Aufl. 1992. IX, 268 S. 20 Abb.
DM 29,80; öS 232.50; sFr. 33.00
ISBN 3-540-55435-1

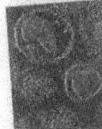

Mit Beiträgen von G. Brettschneider, A. Gaisser,
G. Harms, B. Hiller, K.-D. Humbert, G. Kautzmann,
V. Mertens, M. Preszly, M. Rolf, H. Schüssler und S. Wilcke
1993. XX, 410 S. 23 Abb. DM 34,80;
öS 271.50; sFr 38.50 ISBN 3-540-56959-6

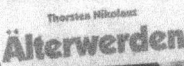
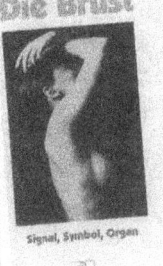

1993. XI, 151 S. 18 Abb. ▶
DM 29,80; öS 232.50; sFr 3.00
ISBN 3-540-56168-4

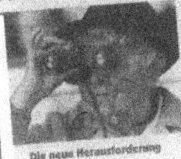
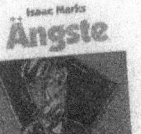

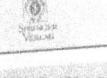

▲ 1993. VII, 175 S. 70 Abb.
1 Tab. DM 29,80;
öS 232.50; sFr 33.00
ISBN 3-540-56242-7

▲ 2. Aufl. 1993. XIV, 294 S.
DM 34,80; öS 271,50; sFr. 38,50
ISBN 3-540-56498-5

Preisänderungen
vorbehalten

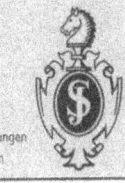 **Springer**

Tm.BA3.11.002

2., überarb. u. erg. Aufl. 1993. X, 257 S. 31 Abb.
DM 29,80; öS 232,50; sFr 33.00. ISBN 3-540-54768-1

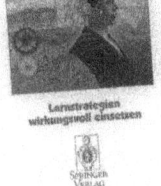

2. Aufl. 1992. IX, 226 S.
73 Abb. DM 29,80; öS 32.50;
sFr 33.00. IBN 3-540-55313-4
▼

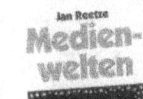

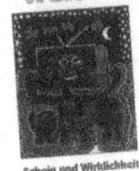

◀ 1993. VII, 263 S. 13 Abb.,
davon 8 in Farbe.
DM 29,80; öS 232,50;
sFr.33,- ISBN 3-540-56538-8

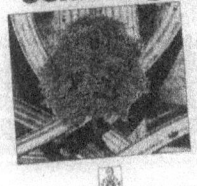

1993. VIII, 236 S. 48 Abb., davon
6 in Farbe. 14 Tab.
DM 29,80; öS 232,50; sFr. 33,-
ISBN 3-540-56666-X ▼

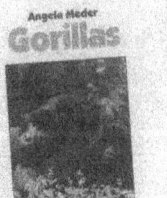

▲ 1992. X, 174 S. 47 Abb.
DM 29,80; öS 232,50;
sFr 33.00.
ISBN 3-540-55623-0

▲ 2., erw. Aufl. 1993. X, 200 S.
33 Abb., 21 historische
Vignetten DM 29,80;
öS 232,50; sFr 33.00.
ISBN 3-540-56240-0

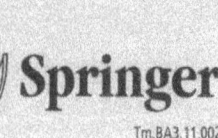

Preisänderungen vorbehalten

Springer-Verlag und Umwelt

Als internationaler wissenschaftlicher Verlag sind wir uns unserer besonderen Verpflichtung der Umwelt gegenüber bewußt und beziehen umweltorientierte Grundsätze in Unternehmensentscheidungen mit ein.

Von unseren Geschäftspartnern (Druckereien, Papierfabriken, Verpackungsherstellern usw.) verlangen wir, daß sie sowohl beim Herstellungsprozeß selbst als auch beim Einsatz der zur Verwendung kommenden Materialien ökologische Gesichtspunkte berücksichtigen.

Das für dieses Buch verwendete Papier ist aus chlorfrei bzw. chlorarm hergestelltem Zellstoff gefertigt und im pH-Wert neutral.

GPSR Compliance
The European Union's (EU) General Product Safety Regulation (GPSR) is a set of rules that requires consumer products to be safe and our obligations to ensure this.

If you have any concerns about our products, you can contact us on

ProductSafety@springernature.com

In case Publisher is established outside the EU, the EU authorized representative is:

Springer Nature Customer Service Center GmbH
Europaplatz 3
69115 Heidelberg, Germany

www.ingramcontent.com/pod-product-compliance
Lightning Source LLC
LaVergne TN
LVHW010259260326
834688LV00044B/1369